U0209635

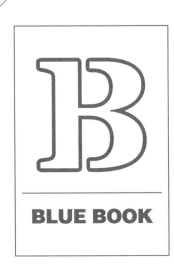

BLUE BOOK

智 库 成 果 出 版 与 传 播 平 台

医疗卫生蓝皮书

BLUE BOOK OF MEDICAL HEALTH

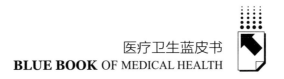

中国口腔健康发展报告（2022）

ANNUAL REPORT ON DEVELOPMENT OF CHINESE ORAL HEALTH (2022)

老年人口腔健康状况

主 编／刘洪臣 王左敏

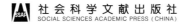

社会科学文献出版社
SOCIAL SCIENCES ACADEMIC PRESS（CHINA）

图书在版编目（CIP）数据

中国口腔健康发展报告.2022：老年人口腔健康状
况/刘洪臣，王左敏主编.--北京：社会科学文献出
版社，2023.2
　（医疗卫生蓝皮书）
　ISBN 978-7-5228-1237-3

　Ⅰ.①中…　Ⅱ.①刘…②王…　Ⅲ.①老年人-口腔
-保健-研究报告-中国-2022　Ⅳ.①R78

　中国版本图书馆 CIP 数据核字（2022）第 234939 号

医疗卫生蓝皮书

中国口腔健康发展报告（2022）
　　——老年人口腔健康状况

主　　编／刘洪臣　王左敏

出 版 人／王利民
组稿编辑／恽　薇
责任编辑／冯咏梅
责任印制／王京美

出　　版／社会科学文献出版社·经济与管理分社（010）59367226
　　　　　地址：北京市北三环中路甲 29 号院华龙大厦　邮编：100029
　　　　　网址：www.ssap.com.cn
发　　行／社会科学文献出版社（010）59367028
印　　装／天津千鹤文化传播有限公司

规　　格／开本：787mm×1092mm　1/16
　　　　　印张：15.75　字数：232 千字
版　　次／2023 年 2 月第 1 版　2023 年 2 月第 1 次印刷
书　　号／ISBN 978-7-5228-1237-3
定　　价／158.00 元

读者服务电话：4008918866

《中国口腔健康发展报告（2022）》编委会

顾　　问　张震康　王松灵　郭传瑸　葛立宏

总 策 划　刘维林　邓　嵘　张劲松

主　　编　刘洪臣　王左敏

副 主 编　林　江　赵　颖　荣文笙　邓全富　廖　蓉

编　　委　（按姓氏笔画排序）

　　　　　马永平　牛光良　申　静　司　燕　毕庆伟
　　　　　刘　林　许铭炎　李　冰　李文超　李启艳
　　　　　时　权　汪　林　宋锦璘　张　正　张　戎
　　　　　张　环　张　旻　张　凯　张志宏　陈晓涛
　　　　　林晓萍　周　建　胡　江　洪礼琳　黄晓峰
　　　　　梅银娥　梁　燕　韩亚琨　靳　赢　潘　洁

主编助理　许梦茹　吕文馨　刘乙颖

撰　　稿　（按姓氏笔画排序）

　　　　　王兆有　王怡平　代芸洁　乐　鑫　任嘉杰
　　　　　刘　芳　刘　莉　刘红红　闫翠翠　杜　桥
　　　　　李　菁　李华华　李琳琳　邱　琳　余飞燕
　　　　　张　可　张　红　张　祎　张朝霞　郑　玲

赵　旺　宫敬禹　秦　璐　唐伟月　董海德

编撰单位（按首字笔画排序）

山西医科大学口腔医（学）院

天津市口腔医院

云南省第一人民医院

中国人民解放军总医院第一医学中心

中国医科大学附属盛京医院

中国科学技术大学附属第一医院（安徽省立医院）

北京大学口腔医院

北京大学第三医院

北京中西医结合医院

吉林医药学院附属医院

安徽省公共卫生临床中心

赤峰学院附属医院

武汉市东西湖区人民医院

贵州医科大学附属口腔医院

重庆医科大学附属口腔医院

重庆医科大学附属第一医院第一分院

重庆登康口腔护理用品股份有限公司

保定市第二医院

首都医科大学附属北京口腔医院

首都医科大学附属北京友谊医院

首都医科大学附属北京同仁医院

首都医科大学附属北京安贞医院

首都医科大学附属北京朝阳医院

首都医科大学宣武医院
蚌埠医学院第一附属医院
厦门医学院附属口腔医院
黑龙江省口腔病防治院
新疆维吾尔自治区人民医院

主编简介

刘洪臣 中国人民解放军总医院第一医学中心主任医师、教授、博士生导师，享受国务院政府特殊津贴专家。先后担任国务院学位委员会学科评议组成员、全国专业学位研究生教育指导委员会委员、全国继续医学教育委员会委员，中华口腔医学会副会长及老年口腔医学、全科口腔医学、口腔修复学等专业委员会主任委员，中国牙病防治基金会副理事长，北京口腔医学会副会长及种植专业委员会主任委员，中华医学会医学美学与美容学分会主任委员，中国整形美容协会副会长及口腔整形美容分会会长，中国老年学和老年医学学会口腔保健分会主任委员，中国医师协会美容与整形医师分会副主任委员，中国人民解放军口腔医学专业委员会副主任委员。主要研究方向为老年口腔医学、口腔修复、人工种植牙、口腔医学美容等。主持国家级、省部级课题20余项，培养硕士、博士及博士后150余名。发表论文500余篇，出版专著20部，获国家科技进步奖二等奖1项、军队科学技术奖一等奖等奖项20余项。

王左敏 首都医科大学附属北京朝阳医院口腔科主任，主任医师、教授、博士生导师。中华口腔医学会全科口腔专业委员会副主任委员，中华口腔医学会牙周病学专业委员会常务委员，中华口腔医学会口腔医学科研管理分会常务委员，中国老年学和老年医学学会口腔保健分会副主任委员兼总干事，中国牙病防治基金会公共关系部主任，北京口腔医学会口腔激光医学专业委员会主任委员，北京口腔医学会牙周病学专业委员会副主任委员，北京预防医学会口腔保健专业委员会副主任委员，北京医师协会知名专家。长期从事口腔与全身疾病的基础和临床研究，主要研究方向为牙周炎与慢性阻塞性肺疾病的相关关系，主持国家自然科学基金等项目30余项，在权威期刊上发表论文100余篇，出版专著6部。

摘　要

　　《中国口腔健康发展报告（2022）》是在中国老年学和老年医学学会指导下，由中国老年学和老年医学学会口腔保健分会组织实施，重庆登康口腔护理用品股份有限公司支持，来自国内知名大学、研究机构、口腔医学院、著名医疗机构、行业协会的专家共同编撰完成的首部关于我国老年人口腔健康现状与发展及其对社会影响的蓝皮书。报告共分为六部分，分别为总报告、地区口腔健康流行病学篇、口腔疾病预治篇、口腔护理保健篇、口腔健康教育篇及附录。

　　报告以"老年人口腔健康状况"为主题，对我国老年人口腔健康总体状况以及华北、华东、西南地区老年人口腔健康状况进行了分析和总结，形成了我国老年人口腔健康状况报告。报告指出，现阶段，我国老年人龋病、牙周病、牙列缺损与缺失等口腔疾病患病率较高，口腔颌面部恶性肿瘤的发病率有上升趋势。

　　报告聚焦我国老年人口腔常见病、多发病的防治等问题，结合国际国内的最新研究进展，对我国老年人龋病、牙周病、牙列缺损与缺失以及口腔癌前病变和恶性肿瘤等口腔常见病、多发病的发病特点与防治原则进行总结分析，对我国老年人口腔卫生保健提出了改进和指导意见。

　　报告指出，老年人的口腔健康问题更为复杂，其口腔疾病不仅发病率高，而且与全身性疾病的关系更为密切，对全身健康的影响更大，直接关系到老年人的生活与生命质量及生存状态。我国老年人口腔保健事业的发展还有很多问题亟待解决，从口腔健康实践方面服务于国家积极应对人口老龄化

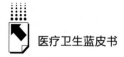

发展战略，结合国家形势和任务要求，全社会应行动起来，调动一切积极因素，全方位关注老年人口腔健康，重点关注老年人常见口腔疾病的防治，开拓创新，全面提高我国老年人口腔健康水平。报告强调，老年人应树立积极的老龄口腔健康观，实施健全的口腔卫生保健模式，守护自身口腔健康和全身健康。

《中国口腔健康发展报告（2022）》的出版发行，为我国老年人口腔常见病、多发病流行病学的调查分析及防治提供了较为全面的资料，提出了老年人口腔健康的卫生保健措施，为维护我国民众特别是老年人口腔健康提供了指导，为老年人口腔疾病防治政策和策略的修订提供了全面的参考，将为促进我国民众的口腔健康、提高其生活与生命质量发挥积极的作用。

关键词： 老年人　口腔健康　口腔疾病防治　口腔健康教育　口腔卫生保健

目 录 ↘

I　总报告

II　地区口腔健康流行病学篇

III　口腔疾病预治篇

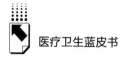
Ⅳ 口腔护理保健篇

Ⅴ 口腔健康教育篇

Ⅵ 附 录

皮书数据库阅读**使用指南**

总 报 告

General Report

B.1

中国老年人口腔健康状况报告

专家组*

摘　要：　目前中国正经历快速老龄化。老年人的口腔疾病谱更广，口腔健康问题更复杂，与全身健康状况的关系更密切，口腔卫生服务需

---

* 专家组成员如下：申静，博士，天津市口腔医院国际诊疗中心科主任，主任医师、教授、硕士生导师，主要从事牙髓病与根尖周病的基础和临床研究，负责第一部分内容的撰写；乐鑫，天津市口腔医院国际诊疗中心，主要从事牙体牙髓病的基础和临床研究，负责第一部分内容的撰写；毕庆伟，黑龙江省口腔病防治院种植科主任，主任医师，主要从事口腔种植的基础和临床研究，负责第一部分内容的撰写；闫翠翠，黑龙江省口腔病防治院口腔预防科主任，副主任医师，主要研究方向为口腔健康流行病学调查及口腔疾病预防控制，负责第一部分内容的撰写；张祎，博士，首都医科大学附属北京朝阳医院，主要从事牙周致病原微生物及牙周病新疗法的研究，负责第一部分内容的撰写；陈晓涛，博士，新疆维吾尔自治区人民医院口腔科主任，主要研究方向为牙周病因学，负责第一部分内容的撰写；牛光良，博士，北京中西医结合医院副院长，主任医师，主要研究方向为口腔材料、口腔修复，负责第一部分内容的撰写；杜桥，北京中西医结合医院口腔科，主要研究方向为口腔材料，负责第一部分内容的撰写；李文超，赤峰学院附属医院口腔医学中心副主任，副主任医师、副教授、硕士生导师，主要研究方向为口腔肿瘤、口腔种植和牙槽外科，负责第一部分内容的撰写；李冰，博士，山西医科大学口腔医（学）院党委副书记、副院长，主任医师、教授、博士生导师，主要研究方向为老年口腔修复，负责第二部分内容的撰写；余飞燕，博士，山西医科大学口腔医（学）院种植科副教授、副主任医师，主要研究方向为牙痛的神经机制，负责（转下页注）

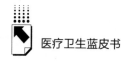
求更大。首先，本报告回顾了我国老年人各类口腔疾病的患病情况：患龋率高，治疗率较低，治疗负担重；牙周疾病患病率高；口腔黏膜异常检出率高；缺牙率较 10 年前略有下降，但仍有超过一半的缺牙患者未进行修复；口腔肿瘤患病率较高，良性肿瘤约占 40%。其次，本报告指出我国老年人口腔健康知识知晓率较低，良好的口腔健康习惯有待养成，口腔就诊率较低。最后，本报告对我国老年人口腔健康趋势进行预测，建议全社会行动起来，调动一切积极因素，全方位关注老年人口腔健康，重点关注老年人口腔疾病的防治，开拓创新，全面提高我国老年人口腔健康水平。

关键词： 老年人 口腔健康 流行病学调查

一 中国老年人口腔健康状况

（一）中国老年人龋病患病情况

龋病是一种在以细菌为主的多因素作用下，发生在牙体硬组织的慢性、进行性、破坏性疾病。近年来，随着研究的深入，龋病的病因从单因素的化学细菌学说发展到多因素的立体微生态模式，涉及生物、行为、环境等多个

（接上页注＊）第二部分内容的撰写；林江，博士，首都医科大学附属北京同仁医院口腔科主任，主要研究方向为牙周病学，负责第三部分内容的撰写；李琳琳，博士，首都医科大学附属北京同仁医院口腔科，主要研究方向为口腔修复学，负责第三部分内容的撰写；任嘉杰，首都医科大学附属北京同仁医院口腔科，主要研究方向为口腔正畸学，负责第三部分内容的撰写；刘洪臣，博士，中国人民解放军口腔医学研究所所长，主任医师、教授、博士生导师，主要从事口腔修复与口腔种植的基础和临床研究，负责第四部分内容的撰写；张戎，博士、博士后，中国人民解放军口腔医学研究所副主任医师，主要从事口腔牙周疾病与口腔种植的基础和临床研究，负责第四部分内容的撰写；时权，博士，中国人民解放军总医院第一医学中心副主任医师，主要从事口腔种植的基础和临床研究，负责第四部分内容的撰写。

层次的因素。由于其病因的多样性和广泛性，因此龋病是一种常见的多因素疾病。2016 年 Lancet 杂志公布的全球疾病负担研究数据显示，全球恒牙患龋率居所有疾病首位，其防治工作非常艰巨，各国卫生系统都需制订相应的龋病应对措施和诊疗计划[1]。2020 年世界卫生组织（WHO）制定的全球口腔健康目标之一就是尽可能减小龋病对个人和社会的影响，并制定龋病早诊断、早预防和早治疗的策略[2]。

1. 基本情况

第四次全国口腔健康流行病学调查数据显示，我国 65~74 岁老年人恒牙患龋率为 98.0%，龋均为 13.33，龋补牙数为 3.82 颗，根面龋患病率为61.9%，根面龋的龋补牙数为 2.64 颗，相关数据见表 1 和表 2[3]。与第二、第三次全国口腔健康流行病学调查数据相比，患龋率明显处于上升趋势，龋均略高于第二次流调结果[4]，但低于第三次流调结果[5]，这说明经过多年的努力，龋病预防工作已经初见成效，虽然目前龋病仍是一种高发疾病，但其严重程度有所下降。

表 1　第四次全国口腔健康流行病学调查老年组（65~74 岁）恒牙龋病患病情况

类别		受检人数（人）	患龋率（%）		龋均		龋补充填率（%）（FT/DFT）
			DMFT≥1	DFT≥1	DMFT	DFT	
城市	男性	1127	98.4	75.3	12.30	3.36	15.1
	女性	1120	98.3	81.5	13.13	4.09	22.0
	合计	2247	98.4	78.4	12.71	3.73	18.8
农村	男性	1095	97.2	71.4	13.47	3.37	6.3
	女性	1089	98.3	78.3	14.45	4.48	7.1
	合计	2184	97.7	75.9	13.96	3.92	6.9
总体	男性	2222	97.8	73.4	12.87	3.36	10.7
	女性	2209	98.3	79.9	13.96	4.28	14.3
	合计	4431	98.0	76.7	13.33	3.82	12.8

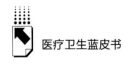

表 2　第四次全国口腔健康流行病学调查老年组（65~74 岁）恒牙根面龋患病情况

类别	受检人数（人）	根面龋患病率（%）（DFR≥1）	龋均		RCI（%）	龋补充填率（%）（FR/DFR）
			DRoot	DFRoot		
城市	2247	60.1	2.23	2.37	22.6	5.9
农村	2184	63.9	2.90	2.93	26.6	1.0
男性	2222	59.2	2.36	2.44	21.6	3.3
女性	2209	64.7	2.76	2.85	27.5	3.2
总体	4431	61.9	2.56	2.64	24.5	3.4

第四次全国口腔健康流行病学调查数据显示，我国老年人总体龋补充填率仅为 12.8%，老年人群人均充填牙数仅为 0.49 颗，根面龋的龋补充填率更低，说明有大量患龋牙未得到充填治疗[3]。人均因龋失牙数达 9.50 颗，与世界范围内被广泛认可的 "8020" 标准尚存差距。

有研究[6]分析了第四次全国口腔健康流行病学调查数据，综合考虑了受检者的受教育程度、收入水平、饮食习惯、个人卫生习惯、对口腔健康的态度和对口腔健康知识的了解情况等多个因素，指出收入水平、受教育程度及个人卫生习惯对老年人患龋率的影响较大，即收入水平、受教育程度越高的受检者患龋率越低、充填率越高；有较好的口腔健康促进行为（如少吃甜食或少喝饮料、勤刷牙、使用含氟牙膏等）的人能有效预防龋病发生。龋均与性别、居住区域、受教育程度、收入水平、刷牙频率、甜食食用频率、对口腔健康的态度和对口腔健康知识的了解情况均相关。除此之外，老年人根面龋的患病因素还有不当的牙签使用[7]。

2. 数据对比分析

（1）性别差异

从第四次全国口腔健康流行病学调查数据来看，老年女性的患龋率显著高于男性。原因可能是女性恒牙萌出时间较男性早，女性零食进食频率高、唾液流速低，更容易受到口干症等自身免疫性疾病的影响。但需要注意的是，老年女性龋补充填率高于男性（14.3% vs 10.7%），且差距明显，这可能与女性对口腔健康的认知和较好的卫生习惯有关。

（2）城乡差异

目前老年人患龋率的城乡差异不大，城市居民龋补牙数和因龋失牙数均低于农村居民。但根据我国第一次全国口腔健康流行病学调查和同时期相关研究报告可知，无论是患龋率还是龋均，均是城市居民高于农村居民。我国整体口腔保健资源在城市和农村中均显匮乏，居民口腔保健意识以及糖的摄入量是造成城乡居民患龋率差异的主要原因[8]。

随着经济的发展，部分地区农村居民患龋率开始高于城市居民。第二、第三次全国口腔健康流行病学调查数据显示，城市和农村大部分年龄段群体的患龋率和龋均差异逐渐缩小，在城市居民患龋率上升的同时，农村居民的患龋率上升更为明显[4~5]。由于我国多数口腔医疗机构设置在城市，农村相对较少，城乡老年人的龋补充填率差异明显（18.8% vs 6.9%）。可以推测，虽然城乡物质生活水平的差异日益缩小，但农村的口腔医疗资源、服务水平和居民的口腔保健意识相对滞后，导致城乡居民患龋率及龋均存在差异。

（3）地区差异

表3和表4[9]列出了各地区进行的老年人龋病患病情况调查结果，说明目前我国老年人龋病患病情况存在一定的地区差异。

表3　近年来我国老年人恒牙龋病患病情况

地区	研究年份	受检者年龄	样本量	患龋率（%）	龋均	龋补充填率（%）（FT/DFT）
北京[10]	2015	65~74 岁	324	96.3	DMFT，11.71	36.20
上海[11]	2016	65~74 岁	773	98.8	DMFT，11.32	36.94
广州[12]	2015	65~74 岁	288	81.3	DFT，3.45	16.40
深圳[13]	2018	65~74 岁	284	91.6	DMFT，8.2	30.9
广东[14]	2014	65~74 岁	288	79.2*	DFT，3.19	—
江苏[15]	2015~2016	65~74 岁	151	72.2*	DMFT，11.97	19.36
江苏[16]	2013	≥65 岁	287	93.4	DMFT，12.08	—
西藏[18]	2015~2016	65~74 岁	146	100	DMFT，21.38	0.45

注："*"表示 DFT≥1，"—"表示未有相关研究结果。

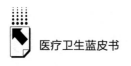

表4　近年来我国老年人（65～74岁）恒牙根面龋患病情况

地区	研究年份	样本量	根面龋患病率（%）（DFR≥1）	龋均（DFRoot）	RCI（%）	龋补充填率（%）（FR/DFR）
北京[10]	2015	324	39.0	1.43	—	6.3
广州[12]	2015	288	63.2	2.34	—	9.2
深圳[13]	2018	284	55.3	—	—	—
广东[14]	2014	288	61.3	2.08	—	—
江苏[15]	2015～2016	151	33.8	0.83	—	37.3
西藏[18]	2015～2016	146	49.3	1.32	57.6	0.5

注："—"表示未有相关研究结果。

在我国一线城市（北京、上海、广州、深圳）[10~13]，除上海以外其他城市的老年人患龋率均低于全国水平，一线城市的老年人龋均也都低于全国水平，同时还有着高于全国水平的根面龋充填率。在华东地区，江苏[15~16]老年人的患龋率和DMFT/DFR均低于全国水平。江苏老年人的龋补充填率低于北京、上海和深圳，略高于广州，但显著高于全国水平。有研究显示，南方老年人的根面龋患病率显著高于北方老年人[17]，一线城市中北京老年人的根面龋患病率及龋均都低于南方的广州和深圳，这可能与南方人喜爱甜食的习惯有关。

对西藏地区所做的一项研究[18]显示，西藏老年人的患龋率为100%，龋均为21.38。与全国和世界水平相比，都属于患龋率极高的地区。当地龋补充填率不足1%，远低于全国水平。然而西藏却有着远低于全国水平的根面龋患病率（49.3% vs 61.9%）和龋均（1.32 vs 2.64）。因此，增加西藏地区口腔卫生机构设置、加强专业人员队伍建设和居民口腔健康教育迫在眉睫。

综上所述，在患龋率上，地区差异较大，这可能与当地经济状况有一定关系。在龋补充填率上，地区差异明显，则可能与不同地区口腔卫生资源分布不均有关。总体来说，经济条件越好的地区，其居民患龋率越低，龋病的治疗情况越好。

3. 我国老年人龋病患病情况

近年来我国老年人患龋率较高且逐年上升，并随着年龄的增长而升高。龋均虽仍处于较高水平，但与过去相比有所降低。龋病治疗率仍处于一个较低的水平，与世界发达国家相比仍有较大的差距。此外，根面龋的患病率低于总体患龋率，治疗率极低。我国老年人患龋率和治疗率存在一定的性别差异和区域（城乡）差异。家庭收入状况、受教育程度和口腔卫生保健行为也是影响老年人龋病患病情况的相关因素。

（二）中国老年人牙周疾病患病情况

牙周疾病是口腔最主要的疾病之一，这种慢性、感染性疾病不仅会引起牙齿的缺失，而且会通过多种方式影响全身健康。我国国民的口腔卫生保健意识较差，牙周病的患病率呈现随着年龄的增长而升高的趋势。而我国目前正处于老龄化进程中，老年人口不断增加，因此老年人群的牙周状况更需要引起社会的广泛关注。

1. 我国老年人牙周病患病现状

我国人口牙周健康状况是通过对全国或区域性口腔流行病调查后的数据分析来评估的。第四次全国口腔健康流行病学调查结果显示，我国老年人口（65~74 岁年龄组）的牙周健康率为 9.3%，农村的比例高于城市；牙龈出血的检出率为 82.6%，人均 11.25 颗牙，农村的比例高于城市；牙石的检出率为 90.3%，人均 15.57 颗牙，城乡之间差异不明显；深牙周袋（≥6mm）的检出率达到 14.7%，人均 0.33 颗牙；牙周附着丧失（≥4mm）的检出率为 74.2%，人均达到 5.63 颗牙；人均存留牙数为 22.50 颗，老年人群全口无牙的比例为 4.5%，仅 18.3% 的人牙列完整[3]。通过对比第二、第三、第四次全国口腔健康流行病学调查牙周病相关数据结果[3~5]不难发现，目前我国人口牙周健康比例仍然较低，与第三次调查结果相比，第四次调查结果中牙周健康比例呈现下降趋势，牙龈出血的检出率等均呈现上升趋势，人均存留牙数略有增加，无牙颌比例略有降低。综上分析，老年人群的牙周问题仍然较严重，我国老年人牙周疾病的预防和治疗任重道远。

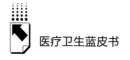

2. 我国老年人牙周疾病患病的流行性特征

（1）地区分布差异

国内针对不同地区分别进行了口腔流行病学的调查研究，相关数据见表5。根据不同地区的统计结果不难发现，我国老年人口的牙周疾病患病率存在明显的地区差异[19~35]。这与不同地区的社会经济状况相关，但也受诊断标准、样本量和调查时间等因素的影响。如表5所示，我国不同地区围绕第四次全国口腔健康流行病学调查数据分析了老年人群的牙周状况，对比我国65~74岁老年人群总体牙周状况可以看出，北京老年人群的牙周健康率为12.7%，明显高于全国水平。山西、江苏、广西老年人群的牙周健康率低于全国水平。除海口、北京老年人群的牙石检出率略低于全国外，其他地区均高于全国水平。第四次全国口腔健康流行病学调查结果显示，西藏地区65~74岁老年人群的牙周袋（≥4mm）检出率为78.8%，深牙周袋（≥6mm）牙齿检出均数为0.5，附着丧失检出率为85.6%。西藏地区流行病学调查结果显示，老年人群牙周疾病流行情况远高于全国水平[36]。

从近期的相关调查可以看出，我国老年人群牙周健康情况不容乐观，牙石检出率普遍在83%以上，部分地区牙龈出血率在90%以上，牙周病患病率为46.6%~100%。随着经济的发展，牙周疾病患病情况也会发生复杂的变化，牙石检出率、牙龈出血率上升，牙周袋情况也有所加重，附着丧失程度较高，老年人群虽然对口腔疾病的认知有一定程度的提高，但是牙周患病问题依然严峻。

（2）性别分布差异

第四次全国口腔健康流行病学调查结果显示，我国老年人群牙周疾病的流行性特征还存在性别差异。其中，对于牙周健康率，女性高于男性；而对于牙石检出率、深牙周袋（≥6mm）检出率和附着丧失检出率，则是男性高于女性。有研究表明，男性比女性更易患重度牙周炎[37]。这可能是因为女性相对更重视口腔健康的维护，且更容易保持口腔卫生，能够更加积极地利用口腔卫生相关服务。

表 5　我国不同地区老年人群牙周状况调查情况

地区	调查年份	受检人群年龄	受检人数（人）	牙周病患病率（%）	牙周健康率（%）	牙石检出率（%）	牙龈出血率（%）	附着丧失检出率或深度	牙周袋检出率（%）	浅牙周袋检出率（%）	深牙周袋检出率（%）	无牙颌率（%）	人均存留牙数（颗）
北京[28]	2015	65~74岁	324	—	12.7	89.5	61.4	65.1%（4~5mm） 25.0%（6~8mm） 5.0%（≥9mm）	—	69.4	13.0	3.7	23.4±8.2
上海[19]	2015	65~74岁	776	—	—	—	—	83.0%（≥4mm）	42.3	—	—	—	—
江西[21]	2009	65~74岁	792	—	—	95.2	93.9	91.7%（≥4mm）	81.0	75.3	26.2	—	—
青岛[27]	2015~2017	60~82岁	506	62.7	—	—	—	—	—	—	—	—	—
辽宁[22]	2015~2016	65~74岁	144	—	—	—	—	75.7%	56.9	—	—	—	—
沈阳[35]	2014~2018	≥60岁	3287	64.8~70.1	—	—	—	—	—	—	—	—	—
天津[23]	2015	≥55岁	507	100	—	—	66.6	85.6%（≥3mm） 34.7%（≥5mm） 8.3%（≥7mm）	—	—	—	—	—
海口[24]	2015	65~74岁	875	—	—	83.5	57.8	男性95.9%，女性93.9%（0~3mm） 男性42.4%，女性34.9%（4~5mm） 男性17.9%，女性9.7%（6~8mm） 男性2.7%，女性3.6%（9~11mm） 男性1.1%，女性1.4%（≥12mm）	24	—	—	—	—

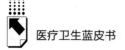
续表

地区	调查年份	受检人群年龄	受检人数（人）	牙周病患病率（%）	牙周健康率（%）	牙石检出率（%）	牙龈出血率（%）	附着丧失检出率或深度	牙周袋检出率（%）	浅牙周袋检出率（%）	深牙周袋检出率（%）	无牙颌率（%）	人均存留牙数（颗）
广东[25]	2015~2016	65~74岁	288	—	—	92.0	84.0	—	—	—	—	—	—
广东[26]	2015~2016	65~74岁	288	67.0，其中 5.2（轻度）54.5（中度）7.3（重度）	—	—	—	35.1%（4~5mm）27.1%（6~8mm）	56.3	47.2	9.0	—	—
云南[20]	2018~2019	65~74岁	1038	—	—	—	86.6	24.3%（0~3mm）41.4%（4~5mm）22.9%（6~8mm）9.4%（9~11mm）1.9%（≥12mm）	—	—	—	—	—
广西[29]	2015~2016	65~74岁	219	49.8	4.1	92.2	89.5	65.3%（≥4mm）	—	42.9	5.5	—	—
江苏[30]	2015~2016	65~74岁	148	46.6	4.1	98.0	87.2	87.2%（≥4mm）	—	53.4	10.1	—	—
四川[31]	2021	65~74岁	744	—	—	99.1	88.7	—	80.5	—	—	4.0	23.9±8.4
山西[34]	2015	65~74岁	898	69.8	7.6	91.1	83.2	76.4%	57.4	—	—	5.1	21.8

注："—"表示未有相关研究结果。

（3）依从性差异

第四次全国口腔健康流行病学调查结果显示，我国老年人群牙周疾病流行性特征存在依从性差异。在过去 12 个月以上有就医经历的人群比例为70.4%，而在过去 12 个月内有就医经历的人群比例为 20.5%，且仅有 2.2%的人在过去 12 个月内接受过龈上洁治治疗。有研究表明，依从性较好的患者探诊出血位点明显低于依从性较差的患者，可见依从性好的患者更能维护好口腔卫生，牙龈炎症程度处于低水平状态[38]。

通过对全国口腔健康流行病学调查结果和各地方相关的研究分析发现，我国老年人牙周健康程度较低，这既与老年人对牙周病的重视程度不高、认识存在误区有关，也与老年人自我口腔维护不足、伴全身系统性疾病控制不佳、就医行为欠缺、就医途径不畅、医疗消费负担过大等因素有关。

（三）中国老年人口腔黏膜疾病患病情况

随着年龄的增长，老年人机体功能的改变以及口腔黏膜的增龄性变化导致口腔衰老过程逐渐明显，抵抗力下降，口腔黏膜渐进性薄弱、干燥，口腔黏膜健康问题不容乐观。

第四次全国口腔健康流行病学调查结果显示，我国 65~74 岁老年人的口腔黏膜异常检出率为 6455/10 万，且呈现农村高于城市、男性高于女性的分布特点[3]。广东省中老年人群口腔黏膜状况调查结果显示，65~74 岁老年人口腔黏膜疾病的检出率比 35~44 岁和 55~64 岁人群高[39]，口腔黏膜异常检出率随着年龄的增长而上升，因此我们需要提高对老年人口腔黏膜疾病的关注度，加强健康宣教，预防口腔黏膜疾病的发生。

1. 斑纹类疾病患病情况

山东省对 100 例老年人口腔黏膜病变的调查结果显示，23.0% 的老年人患有口腔黏膜疾病，其中 72.0% 为女性，扁平苔藓占 31.0%[40]。宁夏中卫市 1878 名 65~74 岁城乡常住人口的口腔黏膜疾病检出率为 7.2%，扁平苔藓检出率为 1.4%，主要位于双侧颊黏膜；基础性疾病、喜食辛辣食物和压力大为患病的危险因素，而受教育程度高和食用果蔬为保护因素[41]。浙江

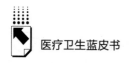

省绍兴市对城区 600 名 60~86 岁老年人口腔黏膜健康状况的调查共发现口腔白色角化病 21 例，占口腔黏膜疾病（116 例）的 18.1%；口腔扁平苔藓和白斑各 2 例，各占 1.7%[42]。程晓华和朱安棣对广州市 1154 名 60 岁以上老年人口腔黏膜健康状况的调查发现，18.6%的老年人患有口腔黏膜疾病，其中白色角化病占 4.0%，口腔扁平苔藓占 2.1%，白斑占 1.3%[43]。在沈阳地区 1620 名军队离退休干部中，口腔黏膜异常检出率达 10.6%；云南省昆明市东川区 50 岁及以上干部的口腔黏膜异常检出率为 57.5%；在湖北地区 50 岁以上部队干部中，约 21.1%的人患有口腔黏膜疾病[44~46]。在这些人群中，白斑患病率明显高于扁平苔藓。在青岛大学附属医院口腔科 262 名口腔黏膜疾病老年患者中，口腔扁平苔藓占比最高，为 34.0%[47]。针对深圳市人民医院口腔科 358 例 60 岁以上老年人口腔黏膜疾病患者的病种分析结果与之近似，居前三位的分别是念珠菌性口炎、白斑和扁平苔藓[48]。对天津市口腔医院 110 名口腔扁平苔藓老年患者的研究表明，超过一半的患者存在不同程度的焦虑（59.0%）和抑郁（55.4%），27.0%的患者自觉压力大[49]。此外，对 2018~2020 年在天津市口腔医院就诊的 100 例老年口腔白斑患者的调查显示，患者普遍存在对疾病的恐惧情绪，对病情发展的惧怕对其生存质量有一定的影响，且惧怕程度与生活质量呈负相关关系[50]。因此，除了对因治疗口腔黏膜疾病外，还应关注患者的心理状况，缓解患者的恐惧情绪，提高患者的生活质量。

2. 舌疾病患病情况

山东省对 100 例老年人口腔黏膜病变的调查结果显示，萎缩性舌炎占 17.0%，由舌乳头的增生性改变等引起的舌不适占 7.0%，由真菌感染等引起的口腔不适占 5.0%，癌占 7.0%，其他占 6.0%[40]。浙江省绍兴市对城区 600 名 60~86 岁老年人口腔黏膜健康状况的调查显示，共有 19.3%（116 例）的老年人患病，其中 8.8%的患者并发不同的口腔黏膜疾病，毛舌 9 例（7.8%），萎缩性舌炎 8 例（6.9%），干燥综合征 6 例（5.2%），沟纹舌 3 例（2.6%）[42]。在青岛大学附属医院口腔科 262 名口腔黏膜疾病老年患者中，萎缩性舌炎位列第二，占比为 21.4%，其后是真菌性口炎（9.9%）[47]。

3. 口腔溃疡患病情况

山东省对 100 例老年人口腔黏膜病变的调查结果显示，口腔溃疡的患病率约为 16.0%，其中创伤性溃疡占 37.5%，且随着年龄的增长有上升的趋势[40]。对宁夏中卫市 1878 名 65~74 岁城乡常住人口口腔黏膜患病情况的调查发现，口腔溃疡居首位（3.5%）[41]。浙江省绍兴市城区 600 名 60~86 岁老年人中检出口腔黏膜疾病为口腔溃疡的有 81 例，占比为 69.83%[42]。2015 年对海口市 875 名 65~74 岁老年人口腔健康状况的调查结果显示，口腔黏膜健康者（包括唇红、颊、舌、口底黏膜、软硬腭以及牙龈、牙槽嵴无异常）占 91.5%。口腔黏膜异常主要表现为疱、溃疡、丘疹、结节和糜烂[51]。

4. 白色念珠菌病患病情况

浙江省绍兴市城区 600 名 60~86 岁老年人中检出口腔黏膜疾病为口腔念珠菌病的有 37 例，占比为 31.90%[42]。一项关于南京市 435 名老年人口腔黏膜健康状况的研究发现，该人群口腔黏膜疾病患病率高达 43.5%，其中 24.2% 是口腔念珠菌病，其次为干燥综合征、口腔白色角化病和沟纹舌（均占 6.9%）。此项研究显示，男性患病率（55.56%）比女性（38.0%）高[52]。对北京大学口腔医学院 350 例口腔黏膜疾病患者进行的调查显示，60 岁以上口腔黏膜疾病患者较健康人群的患龋率高，尤其是干燥综合征、口腔念珠菌病和肉芽肿性唇炎患者[53]。同时，全身健康状况及口腔局部环境也是可能诱发老年人口腔念珠菌病的因素[54]。老年 2 型糖尿病患者较非 2 型糖尿病患者的口腔黏膜疾病患病率高[55]。对昆明市 88 名老年 2 型糖尿病住院患者进行的口腔真菌检查发现，48 名患者存在口腔真菌定植，其中 87.5% 为白色念珠菌。2 型糖尿病患者真菌定植危险因素为是否合并其他疾病[56]。

常见的老年人口腔黏膜疾病的发生被认为与机体免疫功能密切相关，如白斑、溃疡、扁平苔藓等[57]。口腔黏膜疾病的发生会影响患者全身健康状况和生活质量，部分疾病甚至会发生癌变，因此有必要加强对口腔黏膜疾病的关注。我国老年人口腔黏膜疾病患病率整体呈城市低于农村的态势[58]，

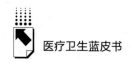

这可能与城市老年人更加注意口腔卫生、经济条件较好有关。对比不同年龄组人群口腔黏膜疾病患病情况可以发现，随着年龄的增长，口腔黏膜疾病患病率也逐渐提高，这可能与中年人较老年人机体更健康、抵抗力更强，也更注重维护口腔卫生有关。因此，需要加强对各年龄段人群的口腔卫生教育，尤其是口腔黏膜疾病患病率较高的老年人群。

（四）中国老年人缺牙及义齿修复情况

自改革开放以来，我国经济快速发展，但随之而来的是人口老龄化不断加剧，我国老年人口逐渐增加，老年人的口腔健康状况直接影响其日常生活及身心健康，故应受到特殊重视。老年人的缺牙情况不仅与年龄、性别、经济、区域等因素有关，而且与生活习惯，如是否饮酒、蔬菜的摄入量甚至收看电视的时间有关。此外，系统性疾病也是影响缺牙的因素之一。老年人缺牙后的修复情况亦呈现地区差异性，同时针对老年人缺牙的修复也有其特殊性。

1. 老年人缺牙情况

2010 年对 60 岁及以上老年人口腔健康状况的调查结果显示，68.94% 的老年人有缺失牙，其中 60~69 岁老年人缺牙检出率为 68.71%[59]。第四次全国口腔健康流行病学调查结果显示，我国老年人总体缺牙率为 84.7%，60~74 岁老年人的缺牙率为 80.5%，75 岁及以上老年人的缺牙率为 86.1%[3]，与第三次全国口腔健康流行病学调查结果相比，我国老年人的总体口腔健康状况得到一定改善，但总体形势依然严峻。

（1）老年人缺牙与性别的关系

调查显示，55~64 岁人群中有 33.8% 的人牙列完整，65~74 岁老年人中仅有 18.3% 的人牙列完整。老年人缺牙情况与性别有关，男性老年人口腔状况好于女性老年人，女性老年人牙齿缺失患病率明显比男性高。男性老年人缺失牙检出率为 83.4%，而女性老年人缺失牙检出率则高达 85.9%。原因可能在于以下两个方面：首先是男性老年人的身体素质相对于女性老年人要好，男性对甜食的偏爱不如女性；其次是女性老年人卵巢功能减弱，激素分泌不足导致激素水平快速下降，此时更容易导致牙体硬组织疾病和各类牙周炎的发生，进而导致牙齿松动、缺失。随着女性老年人年龄的增长，其身体健康状况不断下降，慢性病的发病率升高，相应地，缺失牙的趋势也会更加明显。综上所述，女性老年人的口腔保健更应该受到重视，保持良好的口腔卫生习惯，增强口腔保护意识，对预防女性老年人牙齿缺失具有重要作用。

（2）老年人缺牙与地区的关系

老年人的缺牙状况与地区及环境因素有明显的相关性，在我国西南地区，老年人缺牙检出率最高，达93.9%；西北地区老年人缺牙检出率最低，但依然达83.3%；华南地区、华东地区、东北地区老年人缺牙检出率分别为86.7%、86.3%、85.4%。

总之，农村老年人缺牙状况要比城市老年人严重，城市老年人缺牙检出率为79.5%，农村老年人缺牙检出率则高达87.6%[60~68]。

西南地区老年人缺牙情况较为严重，这种规律性的分布说明经济发展水平对老年人缺牙情况有较为明显的影响，原因可能有两个：一是口腔健康认知的差异，农村老年人对牙齿缺失的认知水平相比城市老年人要低；二是客观医疗条件的差异，农村的医疗资源和医疗水平与城市相比差距明显，农村的医疗机构不具备治疗、保留牙齿的条件，治疗时机也较为迟滞。

（3）老年人缺牙与生活方式的关系

研究表明，日常生活习惯、口腔健康意识和饮食偏好对老年人的牙齿状况有显著的影响。饮酒、从未接受过口腔治疗、新鲜蔬菜进食频率小于2次/天以及观看电视节目时间大于1.5小时/天这4个因素亦增大了老年人缺牙的风险。其中，饮酒的老年人缺牙检出率是不饮酒老年人的1.1倍，因为饮酒会影响口腔微环境，而醉酒或酗酒会损害人的抵抗力，引起肝硬化、胰腺炎等疾病；从未接受过口腔治疗的老年人缺牙风险是有口腔治疗经历的老年人的7.0倍；新鲜蔬菜进食频率小于2次/天的老年人缺牙风险是新鲜蔬菜进食频率大于2次/天的老年人的1.2倍，原因是蔬菜中富含纤维，对牙齿有清洁作用，蔬菜中的微量元素有利于牙周组织健康；观看电视节目时间

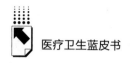

大于 1.5 小时/天的老年人缺牙风险是观看电视节目时间小于 1.5 小时/天的老年人的 1.2 倍，这是因为观看电视节目时会增加进食量和进食频率，且食物多为高油、高糖、高盐类，会导致口腔卫生条件变差[69~70]。

（4）老年人缺牙与系统性慢性疾病的关系

在老年人群体中，随着年龄的增大，系统性疾病的发病率逐渐上升，高血压、心脏病、糖尿病、脑卒中等慢性病与缺牙情况有直接或间接的关系。慢性牙周炎是老年人缺牙的主要原因。未经控制的牙周炎会引起牙槽骨的进行性炎性吸收，伴发牙龈退缩，进而形成牙周袋，导致牙齿松动，最终导致牙齿脱落。老年人未经控制的糖尿病会加剧牙周疾病发展，加重牙龈炎症反应，使牙槽骨快速吸收，加剧牙齿松动，从而导致牙齿脱落。老年高血压患者外周血的微循环亦会出现障碍，相应的牙周组织血液微循环也会受到影响，与局部刺激因素的相互协同作用使牙周组织产生较强的自身炎症反应，从而导致牙齿脱落。曾发生过脑卒中的老年患者因神经系统的后遗症致其生活能力降低，除口腔自我清洁能力较差外，瘫痪的非咀嚼侧会出现严重的软垢及食物残渣堆积，加重牙周炎症，导致牙齿脱落。

此外，一些慢性疾病的治疗药物，如治疗自身免疫性疾病的药物、抗肿瘤药物，以及恶性肿瘤的放疗、化疗，都会对牙齿造成不同程度的损害，从而造成牙齿缺失。

2. 老年人缺牙修复情况

牙列缺损及牙列缺失的修复方法包括固定修复和活动修复，其中固定修复分为固定桥修复和种植固定修复，活动修复分为可摘局部义齿修复、全口义齿修复及种植体支持的覆盖义齿修复。老年人缺牙的修复方法与年轻患者并无明显不同，但有其特点。老年人牙齿缺失多为牙周炎引起，余留牙槽骨条件通常较差，在选择修复方式时会受到一定限制，牙列缺失造成的低、平且窄的剩余牙槽嵴需要进行复杂的种植外科手术时，往往使老年人倾向于选择可摘局部义齿或全口义齿进行修复，效果较差的义齿修复经历亦会使老年人拒绝再次修复。

第四次全国口腔健康流行病学调查结果显示，我国老年人口腔内缺失牙的修复情况呈现较为规律的分布特点。在 65~74 岁年龄组的城市居民中，男性和女性的修复方式选择占比如下：种植义齿修复均为 0.4%，固定义齿修复分别为 25.7% 和 31.2%，可摘局部义齿修复分别为 21.2% 和 24.7%，全口义齿修复分别为 4.9% 和 5.0%，非正规义齿修复分别为 10.8% 和 11.1%，未修复分别为 44.5% 和 43.9%。在 65~74 岁年龄组的农村居民中，男性和女性的修复方式选择占比如下：种植义齿修复分别为 0 和 0.5%，固定义齿修复分别为 23.2% 和 25.0%，可摘局部义齿修复分别为 18.2% 和 17.3%，全口义齿修复分别为 5.9% 和 5.4%，非正规义齿修复分别为 16.3% 和 14.1%，未修复分别为 50.8% 和 51.8%。农村居民缺牙未修复率（51.3%）高于城市居民（44.2%）[3]。

（五）中国老年人口腔颌面部肿瘤患病情况

老年人因其自身特点，易患各种口腔颌面部肿瘤，特别是恶性肿瘤。世界卫生组织和国际癌症研究署（IARC）发布的《2020 全球癌症报告》数据显示，2020 年中国有 3002899 人死于恶性肿瘤，约占全球恶性肿瘤死亡人数的 30%[71]。口腔癌的发病率在口腔颌面部恶性肿瘤中居第一位，在头颈部恶性肿瘤中居第二位。由于地域和种族等因素，中国人口腔颌面部恶性肿瘤的发病率要高于部分发达国家，发病率约为 5/10 万，且呈逐年上升态势[72]。

1. 老年人口腔颌面部良性肿瘤患病情况

（1）老年人口腔黏膜上皮源性良性肿瘤患病情况

老年人口腔黏膜上皮源性良性肿瘤约占口腔颌面部肿瘤的 30%，其中牙龈瘤、血管瘤和乳头状瘤占比较高[4]。牙龈瘤是一种由于慢性刺激而产生的增生物，上下颌牙龈均可发生，常发生于唇颊侧，女性多于男性，术后易复发[74]。血管瘤的发病部位以舌、面颊和腭部为主，其次是口唇和颌骨等部位，通常易出现溃疡、出血和功能障碍等系列并发症状，部分病情危急的老年患者也可能会导致生命危险。乳头状瘤是与人乳头瘤病毒（Human Papilloma Virus，HPV）持续感染有关的一种良性肿瘤[75]，该肿瘤主要发生

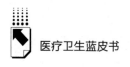

于唇、舌、腭和颊黏膜处，与周围正常组织的界限不清，术后易复发。

（2）老年人腺源性良性肿瘤患病情况

老年人腺源性良性肿瘤以多形性腺瘤多见，女性多于男性，多发生于腮腺，其次为上腭和下颌下腺，很少见于舌下腺[73]。在小唾液腺中发病率最高的是腭部，其次是唇腺、磨牙后腺、颊腺和舌前腺。该肿瘤可单发，亦可多发。腺淋巴瘤（Warthin 瘤）在老年人腺源性良性肿瘤中的发病率也较高，约占腮腺良性肿瘤的20%[73,76]，在唇、扁桃体、上颌窦、颈部淋巴结、喉部、上腭和颌下腺少见报道。腺淋巴瘤常见于吸烟者，双侧/多灶性发生肿瘤是其另一特征性表现，也可单侧多发。

2. 老年人口腔颌面部恶性肿瘤患病情况

老年人口腔颌面部恶性肿瘤占全部恶性肿瘤的3%~5%[77]，以口腔黏膜上皮源性和腺上皮及腺源性恶性肿瘤为主，还可见其他来源的恶性肿瘤，如恶性黑色素瘤（Malignant Melanoma，MM）、骨肉瘤（Osteosarcoma）和横纹肌肉瘤（Rhabdomyosarcoma，RMS）等。

（1）老年人口腔黏膜上皮源性恶性肿瘤患病情况

在老年人口腔颌面部恶性肿瘤中，口腔黏膜上皮源性恶性肿瘤的占比为70%左右，以口腔癌为主，而鳞状细胞癌（Squamous Cell Carcinoma，SCC）在口腔癌中的占比最高，可达90%[78]，主要发生在口腔黏膜上皮（包括舌、颊、唇和牙槽黏膜），男性多于女性。鳞状细胞癌的 5 年生存率仅为50%~70%，因此恶性程度较高，其发病因素与人乳头瘤病毒感染有关，还与人群的生活习惯（如喝酒、吸烟和嚼槟榔等）有一定的关系。

在老年人口腔癌中，发病率最高的是舌癌[77]（Tongue Carcinoma，TC），约占口腔癌的37%，侵袭性极强。舌体与舌根部鳞癌的发生比例为3:1，80%~90%的舌癌多发于舌侧缘，特别是后侧缘，其中舌背占8%，舌尖占2%，所以舌癌的发生与解剖位置有很大的关系。癌变发生在舌根部的舌癌患者，5 年生存率低于42.6%；而癌变发生在舌体其他部位的舌癌患者，5 年生存率为 40%~49.9%[79]。通常，舌癌存在隐匿转移、淋巴血管浸润、神经周围浸润，且无转移性临床体征，所以舌癌的临床预后难以预测。发病率居其次的是牙龈癌（Gingiva Carcinoma，GC），约占口腔癌的 20%，5 年生存率较低，60 岁以上老年牙龈癌患者的死亡风险更高[80]。发病率居第三位的是颊黏膜癌（Buccal Mucosa Carcinoma，BMC），占口腔癌的 15% ~ 20%，男性高于女性。有吸烟史的患者颊黏膜癌发病率为 63%，有嚼槟榔史的患者颊黏膜癌发病率为 38%，有饮酒史的患者颊黏膜癌发病率为 4%，有嚼槟榔史的患者颊黏膜癌发病率比没有此习惯的人高 6 ~ 8 倍[81]。发病率居第四位的是唇癌（Carcinoma of the Lip），在老年人口腔癌中占 20% ~ 25%，男性和女性发病比例为 2.5∶1[82]。唇癌的常见致病因素包括吸烟习惯、残冠残根的慢性刺激、日晒、口腔内不良修复体、受过多次刺激的口唇、患皮肤癌的遗传易感性、反复唇咬伤以及免疫抑制等。唇癌主要发生于下唇，以鳞癌为主。唇癌的生长速度通常不是很快，患者自身感觉也不是十分明显，淋巴结转移较少见。发病率较低的是口底癌[83]（Carcinoma of the Floor of Mouth）。该肿瘤向前容易侵犯牙龈和下颌骨，导致牙齿松动或脱落；向后易侵犯舌神经，导致舌体麻木、疼痛，甚至出现活动受限。口底癌早期通常为白斑表现，以溃疡型多见，易发生淋巴结转移。

（2）老年人腺上皮及腺源性恶性肿瘤患病情况

老年人腺上皮及腺源性恶性肿瘤约占口腔颌面部恶性肿瘤的 20%[73]，以黏液表皮样癌（Mucoepidermoid Carcinoma，MC）、腺样囊性癌（Adenoid Cystic Carcinoma，ACC）、非特异性腺癌（Adenocarcinoma，Not Otherwise Specified）和涎腺腺泡细胞癌（Acinic Cell Carcinoma，ACC）为主，发病率依次降低。

黏液表皮样癌是老年人腺上皮及腺源性恶性肿瘤中发病率最高的恶性肿瘤，约占唾液腺肿瘤的 9.6%，占唾液腺恶性肿瘤的 26.1%，在大唾液腺肿瘤中的发病率较高，占比为 5% ~ 10%，主要发生于腮腺，发病率可达 90%，在小唾液腺肿瘤中也可发生，但是发病率较低，主要集中于腭部、唇腺、颊腺和舌腺，颌骨内很少发生[84]。老年人腺上皮及腺源性恶性肿瘤中发病率居其次的是腺样囊性癌，约占唾液腺肿瘤的 10%，占涎腺恶性肿瘤的 28%，腮腺是常见发病部位，小涎腺发病部位以腭部为主[85]。该肿瘤在临床行为

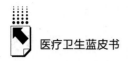

上有很大的变异性，生长缓慢，浸润性强，有侵犯神经的倾向，因此常导致患者感到疼痛，复发率高且伴有远处转移，而区域淋巴结转移则较罕见。非特异性腺癌与腺样囊性癌相比发病率略低，占唾液腺肿瘤的 10%~15%，女性的发病率高于男性，发生在大、小涎腺的比例分别为 60% 和 40%[85]。大涎腺发病者以腮腺最多见，小涎腺发病者以硬腭颊黏膜和唇黏膜多见。在大涎腺中该肿瘤常为无痛性肿块，有 20% 的患者存在不适症状，通常见于颌下腺肿瘤。发生在小涎腺者可有溃疡，25% 的腭部病变累及邻近骨。肿瘤的病程为 1~10 年。老年人中发病率较低的是涎腺腺泡细胞癌，约占所有涎腺肿瘤的 2%，占原发性涎腺恶性肿瘤的 5.6%，男性发病率低于女性，多发生于腮腺，其次是颌下腺，小唾液腺和舌下腺发病者少见[85]。人体内其他部位如胰腺、胃、乳腺、肺部、肝脏等也可发生此类病变。肿瘤位于腮腺区的病例，多无临床症状，一般生长缓慢，容易被患者忽略，无法做到早发现、早诊断、早治疗。该肿瘤易复发，可远处播散，以颈部淋巴结和肺部的转移最为常见，也可转移至颅内海绵窦、脊柱、胸骨、眼眶、肝脏和皮肤等处。

（3）老年人口腔颌面部其他源性恶性肿瘤患病情况

在老年人口腔颌面部恶性肿瘤中，恶性黑色素瘤较为常见，该肿瘤常发生于皮肤、消化道黏膜、眼睛、生殖器黏膜和鼻腔黏膜，男性和女性发病率无明显差异。我国恶性黑色素瘤的发病率约占全身所有恶性肿瘤的 1.0%，然而每年新增病例数超过 2 万例，目前在全身所有恶性肿瘤中的新发病率处于最高水平，每年的增长率可达 5.0%[86]。发生在局部的恶性黑色素瘤患者的 5 年存活率为 65.0%，而恶性黑色素瘤远处转移患者的 5 年存活率仅为 25.0%，临床上 4.3% 的病例发生肿瘤远处转移。老年人口腔黑色素瘤约有 80.0% 发生于腭部或牙龈黏膜，在颊黏膜、口底和舌部也可见，早期即可发生局部及远处转移，预后较差。

二　中国老年人口腔保健知识和态度

近年来，随着我国中老年人口比重的上升，以及国民生活水平的提高，老年群体的健康状况和保健意识逐渐受到越来越多的关注和重视。步入老年以后，人体除全身器官衰老、生理功能减退以外，口腔健康问题逐渐成为影响老年人生活质量的重要因素。第四次全国口腔健康流行病学调查结果显示，我国老年人的口腔保健意识不强，口腔患病率较高，且治疗态度不积极[3]。

（一）老年人口腔保健知识知晓现状

目前，我国老年人对相关口腔保健知识的知晓程度处于较低水平。有研究调查了120例中老年人口腔保健知识掌握情况，结果显示，预防龋齿方法的知晓率为16.7%，刷牙频次的知晓率为54.2%，清除口臭方法的知晓率为25.0%，口腔检查周期的知晓率为26.7%[87]。在老年群体中，牙列缺损、牙列缺失是主要的口腔问题之一，龋病、牙周病是造成牙列缺损和牙列缺失的主要原因。但老年人对这些口腔常见病的病因了解不足，如大部分老年人对"牙菌斑"这一概念一无所知，这就使得老年人认为在日常生活中保持口腔卫生对于个人健康来说不重要。在口腔健康保健方面，影响老年群体实施口腔保健措施的主要原因是其缺乏对相关口腔疾病的病因机制、治疗方法及预防措施等知识的了解。

氟离子是人体健康所必需的微量元素，适量的氟化物有利于机体的新陈代谢，并且能够起到预防龋齿的作用[88]。在日常生活中，老年群体获取含氟牙膏的知识主要来源于线下商超的广告及线上媒体宣传。不过，这些广告宣传缺乏科学性、系统性，这就使得老年群体对含氟牙膏的防龋作用、类型及其使用的认知较差，难以达到防龋的目的。

口腔疾病在很大程度上将影响全身健康，然而现阶段绝大部分老年人缺乏对口腔疾病危害的正确认识。例如，临床研究表明，牙周病与糖尿病的关系密切，二者之间是相互促进关系，但部分老年患者对此认识不足，缺乏相关的保健知识，不仅可能造成严重的牙周炎，而且可能导致对糖尿病控制不佳。

吸烟是口腔癌和牙周病的独立危险因子，然而老年人对吸烟影响口腔健康的情况不甚了解，部分老年人存在"吸烟能够消毒杀菌"的错误观念。

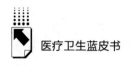
因此，在进行戒烟宣教时，一方面应增加一些关于吸烟有害口腔健康的内容；另一方面应倡导戒烟不仅利于他人健康，而且利于机体健康和口腔健康。

临床上建议每3个月更换新牙刷。调查显示，很少有老年人能够做到定期更换牙刷，他们大部分持有"牙刷不坏不换""牙刷没有坏扔了太可惜"等观念，可见老年人缺乏定期更换牙刷的知识，这与他们缺乏口腔健康知识以及年轻时生活艰苦，经济条件不允许定期更换牙刷有关。

每日适度的牙龈按摩和叩齿能够起到促进牙周组织血液循环、坚固牙齿和延缓牙齿衰老等作用。然而，大部分老年人对"牙龈按摩和叩齿"的好处知之甚少，少部分老年人知道牙龈按摩和叩齿对自身有好处，但不知道具体的保健方法。

（二）老年人口腔保健意识现状

受传统观念、文化知识等因素的影响，大部分老年人尚不具备正确的口腔保健态度，仍存在"人老掉牙是必然的""虫牙是不能预防的""牙疼不是病"等观念，甚至还有部分人认为牙齿的好坏主要是由遗传因素决定的，与自己是否采取口腔保健措施关系不太大。目前，绝大部分老年人尚未树立正确的口腔健康意识或者口腔保健意识较为薄弱。老年人缺乏关于龋病、牙周病等常见口腔疾病的病因、治疗方法和预防措施的知识，自身无法树立正确的口腔健康意识，导致其口腔卫生状况不佳[89]。

（三）老年人口腔保健意识的影响因素

影响老年人口腔保健意识的因素包括客观因素和主观因素两个方面。

客观因素主要是老年人生理机能下降致使其对口腔卫生保健的实施能力下降。调查显示，多数老年人倾向于选择相对简单、便宜、品质低的口腔保健用品。另外，口腔卫生服务的资源分配不均衡，医务人员的口腔卫生保健知识、态度及认知等因素直接影响老年人口腔卫生服务的获取。

主观因素主要是大多数老年人未养成定期进行口腔检查及预防的习惯。

部分老年人还存在错误的口腔健康理念，如"牙病不要命，大不了拔了""人老了掉牙为自然规律"等，耽误了最佳的诊疗时机。此外，老年人的心理问题也是影响其口腔就诊的重要因素之一。还有一小部分老年人不信任医生等诸多主观因素直接影响老年人自身接受口腔保健的机会。

三　中国老年人口腔健康习惯及就医行为

（一）老年人的口腔健康习惯

老年人的口腔健康习惯受多方面因素长期影响而形成，主要有认知水平、饮食结构、是否吸烟喝酒、全身是否有其他慢性疾病及精神压力等。事实上，我国老年人对口腔健康的日常维护普遍存在一些错误的认知，口腔健康意识薄弱，有待提高。如没有掌握正确刷牙及牙线使用的方法、每日刷牙次数不足、对含氟牙膏认知不足等[90~91]。刷牙是最基础的口腔保健方法，可用于机械去除食物残渣、软垢和菌斑，预防口腔疾病。但第四次全国口腔健康流行病学调查结果显示，大部分老年人达不到最基本的刷牙要求。多数老年人的口腔保健行为仅限于刷牙这一单一方式，对牙线和洗牙等行为的知晓率和接受能力较低。80.9%的老年人每天刷牙，但每天刷牙2次及以上的仅有30.1%，45.7%的老年人使用含氟牙膏，30.1%的老年人每天使用牙签，仅0.8%的老年人每天使用牙线[3]。

口腔健康行为的城乡差异明显。第四次全国口腔健康流行病学调查显示，城市老年人每天刷牙的比例（城市89.9%，农村71.7%）、每天刷牙2次及以上的比例（城市41.7%，农村18.1%）以及含氟牙膏使用率（城市48.8%，农村40.1%）均高于农村。陕西城乡老年人每天刷牙的人数比例分别为93.1%和46.3%，城市明显高于农村[92]。

口腔健康行为存在地区差异。与第四次全国口腔健康流行病学调查结果相比，广东佛山的老年人群在口腔健康知识和行为方面的情况不容乐观。对刷牙能预防牙龈出血的知晓率仅为16.0%，对刷牙时牙龈出血并不正常的

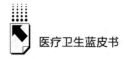

知晓率仅为 19.4%，每天刷牙次数≤1 次的比例为 46.5%[93]。辽宁锦州和四川每天刷牙至少 2 次的老年人分别占 31.4%和 33.2%，均不足半数[94~95]。即使在上海这样的一线城市，老年人口腔健康行为合格率也仅为 33.6%，每天刷牙至少 2 次的比例为 47.1%，含氟牙膏的使用率为 22.0%，仅 6.7%的老年人定期进行口腔检查[96]。

造成上述口腔健康行为差异的原因可能在于个人经济水平、医疗资源配置、受教育程度等。一般情况下，个人的受教育程度直接影响其理解和接受知识的能力。相对而言，文化水平较低的老年人往往缺乏口腔保健意识，难以养成良好的口腔健康习惯，即便存在口腔疾病，就医意愿也不强烈[97]。收入和受教育程度越高的老年人，了解口腔保健相关知识的途径越多，对口腔疾病的了解越多，对口腔健康行为的接受度越高[98]。农村医疗保健机构建设不足，口腔健康教育指导缺位，医疗资源配置存在差异，且农村老年人总体收入水平及受教育程度低于城市老年人，导致农村老年人口腔健康知识缺乏，可获得的口腔卫生保健服务有限[99]。

许多老年人有长期吸烟和饮酒的不良嗜好。研究表明，吸烟是导致牙周病发生和进展的重要危险因素之一。与不吸烟者相比，吸烟者可表现为更严重的附着丧失、牙周袋加深及牙列缺损等症状，牙周病的患病率明显上升。虽然酒精对口腔健康的影响仍然存在一定的争议，但多数研究支持饮酒是牙周炎患病的危险因素。老年人常合并有一些严重程度不同的慢性疾病，如高血压、糖尿病等，而上述疾病均可能对口腔健康造成影响。综上所述，受以上多种因素的影响，我国老年人的口腔健康习惯有待进一步改善[100]。

（二）老年人的就医行为

认知对老年人因口腔疾病就医有很大影响，如"牙疼不是病""老年人掉牙很正常"等错误认知在老年人中普遍存在。由于这些错误认知，当出现牙疼等问题时，多数老年人会选择忍耐或者自行服药处理，口腔疾病的就医观念及行为落后[101]。我国老年人是否接受口腔治疗受收入水平、受教育程度、卫生服务可及性和保险范围等因素影响[91]。与我国目前经济和生活的发展程度相比，老年人因口腔疾病就医的认知和理念差距显著。很大一部分老年人对因口腔疾病就医存在焦虑和恐惧心理，害怕在口腔治疗过程中产生疼痛。在口腔科就诊的老年患者中，大部分是因为有口腔治疗的需求而就诊，只有极少部分患者是因为定期进行口腔检查而就诊。这说明在老年患者中被动就医占据主导。此外，年龄增长和慢性疾病导致的身体功能受损也是阻碍老年人就医的主要原因[102]。对就医年龄分析可见，随着年龄的增长，老年人的就诊率明显下降，这可能是年长的患者行动不便，以及疾病对生命影响的迫切程度不同等因素导致的。不同地区老年患者的就诊率亦存在显著的差异，这主要体现为城市和农村人口之间。可能与农村地区口腔卫生资源配置及设施远不及城市地区、缺少口腔医学专业人员、基层口腔医生临床技术水平不高等因素有关。

第四次全国口腔健康流行病学调查结果显示，老年人口腔卫生服务利用以治疗为主，城乡差别明显[3]。只有20.5%的老年人在过去12个月内就医，且只有2.2%的人在过去12个月内接受过龈上洁治治疗；城市和农村老年人在过去12个月内未就医的原因不同，城市老年人主要为牙齿没有问题（54.1%）、牙病不重（30.6%）、其他（10.9%），农村老年人主要为牙齿没有问题（45.5%）、牙病不重（35.5%）、经济困难（15.0%）；末次就医原因主要是为了治疗（93.0%），其他原因分别为咨询（5.3%）、预防（1.2%）。

不同地区老年人未就医原因及对医疗机构的选择存在差异。老年人选择大医院就医的主要原因是"医疗技术"，"距离近"和"价格便宜"是选择社区医院就医的主要原因[103]。收入水平、受教育程度高的老年人更倾向于选择综合医院和口腔专科医院就诊。由于医疗配置资源、收入水平等存在差异，农村老年人多选择离家近且价格便宜的私人诊所就诊，而综合医院或口腔专科医院是多数城市老年人的主要选择。在就医行为方面，养老机构老年人的就诊率仅为45.0%，主要选择私人口腔诊所和综合医院就诊。这可能是因为养老机构老年人的年龄较大，口腔健康意识淡薄，自理能力差，很难自主就医[104]。

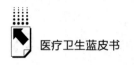

（三）维护老年人口腔健康及改善就医行为的倡议

为改变老年人的不良口腔健康习惯以及消极就医行为的现状，我国各级卫生组织和口腔医疗机构应进一步加强老年人的口腔健康宣教，提高老年人的口腔健康意识，改善老年人的口腔健康状况，进一步提高老年人的生活质量。

1. 提高老年人口腔健康意识

推广全民自我口腔保健行动，选择适合老年人的健康教育方式，通过多种媒体广泛传播科学的口腔保健知识，帮助老年人树立正确的口腔健康观念。鉴于我国老年人的受教育程度普遍较低，对新知识的接受速度慢，因此教育内容和方式要贴近老年人，力求内容通俗易懂和喜闻乐见。通过各种形式的科普和患教活动，逐步提高老年人的口腔保健意识，使他们认识到口腔疾病不仅会对其日常生活产生直接的影响，而且会对其全身健康造成严重的危害，真正树立起"越早治疗效果越好"的观念，增强他们的口腔疾病预防意识，进而为形成科学的口腔健康习惯奠定基础。

2. 改善医疗资源配置，增加农村口腔卫生资源

健全社会服务体系，为老年人提供更为方便和快捷的社区口腔服务。鼓励和推动有技术力量的医院下沉至社区设置口腔医疗服务点，方便群众特别是行动不便的老年患者就医。卫生行政部门对个体口腔诊所在加强管理的同时，要加大技术培训力度，强化预防保健意识，提高诊疗水平，以使其能够更好地服务于广大人民群众，尤其是老年人。同时，政府应增加农村偏远地区口腔医疗服务设施和人力资源配置，鼓励和扶持口腔医师到乡村基层医疗卫生机构多点执业，通过深入宣教改变边远地区人民的卫生习惯和就医行为，切实提高基层口腔医疗水平，实现人人享有初级口腔卫生保健服务。

3. 遵循个体化治疗原则

对于合并慢性病的老年患者，口腔医师应制订详细的治疗计划，并与多科室密切合作，科学全面地解决老年患者的口腔问题。对老年患者应尽可能做到及时快速接诊，缩短就诊时间，减少患者复诊的次数。各级医疗机构可酌情开设专门为老年患者服务的老年口腔门诊，建立绿色通道，并针对老年患者的特点配备相应的医疗仪器或设备。

4. 加强医患沟通，缓解老年患者的焦虑心理

为缓解老年患者治疗时的焦虑和紧张心理，应采用恰当的语言进行交流和沟通，增强患者对医护人员的信任，充分拉近医患之间的距离；对治疗方案、过程和步骤要进行详细介绍，使老年患者正确了解治疗过程，以缓解其对治疗过程的恐惧情绪。耐心倾听患者的需求和在治疗中的感受，尽量避免命令式语言。治疗方案的拟订要安全可靠、严谨全面。

5. 积极争取家庭和社会的支持

政府各级部门要关心孤寡老人和空巢老人，从情感生活、社会福利、身体健康和就医等方面为其提供切实帮助。积极组织社会爱心人士和志愿者定期看望老年人，呼吁邻居、朋友照顾和关爱老年人。号召子女经常回家陪伴老年人，充分了解老年人口腔和全身健康状况，鼓励和帮助老年人克服心理问题积极就医。

四 中国老年人口腔健康发展趋势展望

口腔健康是全身健康的基础，反映了一个国家的经济水平，是人类文化修养、社会文明的重要标志[105]。老年人的口腔健康状况更为重要，不仅对提高其生活与生命质量十分重要，而且是人一生健康的检验标准[106]。我国已进入老龄化社会，2020 年第七次全国人口普查数据显示，我国 60 岁以上人口已超过 2.6 亿人，占全国总人口的 18.7%，其中 65 岁以上人口比重达到 13.5%[107]。据统计，全球有近 35 亿人患有口腔疾病，占全球人口总数的一半，而老年人几乎 100% 患有不同类型和不同程度的口腔疾病。第四次全国口腔健康流行病学调查结果显示，65~74 岁的老年人恒牙患龋率高达98.0%，牙龈出血检出率高达 82.6%，牙石检出率高达 90.3%[3]。老年人的口腔健康问题更为复杂，老年人的口腔疾病不仅发病率高，而且与全身性疾

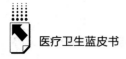

病的关系更为密切，对全身健康的影响更大，直接关系到老年人的生活与生命质量及生存状态，对相关口腔卫生服务的社会需求更大。老年人口腔疾病的高发已对个人、家庭及社会造成严重的负担，世界各国用于口腔卫生保健及口腔疾病防治的支出逐年增加，因此世界卫生组织将口腔健康列入全身健康的 10 项标准之一，并将龋病列为重点防治的全身三大非传染性疾病之一[108]。口腔疾病作为人类最为常见的全身性慢性疾病是可防、可治的疾病，许多口腔常见多发疾病是由人们对口腔卫生保健重视不够、口腔卫生保健及口腔疾病预防措施不到位、口腔疾病治疗不及时造成的。在我国，经过近 40 年的努力，口腔健康特别是其与全身健康的关系逐渐得到重视，老年人口腔卫生保健已取得长足进步，老年人缺牙率下降，口腔修复率上升。根据国家积极应对人口老龄化战略以及我国老年人口腔健康现状，国家卫健委提出了"老年口腔健康促进行动"计划，探讨我国老年人口腔卫生保健的发展规律，提出具体方案，为提高我国老年人的口腔健康水平和全民健康水平做出努力。我国老年人口腔保健事业任重道远，促进老年人口腔健康、提高老年人生活质量是健康中国建设的重要环节。本部分就我国老年人口腔健康的发展趋势做一展望。

（一）确定我国老年人口腔健康标准

虽然世界上许多国家根据各自国情采取了众多的口腔健康行动，如我国于 1989 年确定的每年 9 月 20 日为"全国爱牙日"，日本提出了"8020 老年口腔计划"，但国际上并没有老年人口腔的健康标准发布。我国学者刘洪臣于 2019 年提出了老年人口腔健康的 10 项标准[109~114]，包括牙齿清洁、无龋洞、无疼痛感、牙龈和黏膜颜色正常、无出血现象、牙齿排列整齐、不塞牙、无缺牙、咬合舒适、无口臭。其中，特别提出了老年人"无缺牙"是口腔健康的重要指标，从根本上改变了关于"人老了就会掉牙"的传统观念。随着人类的老化，胃肠等消化器官功能退化萎缩，难以修复，但牙齿完全可以通过有效的治疗修复维持完好，保持人类咀嚼器官的完整性，维护咀嚼与消化功能。根据我国老年人口腔卫生保健工作及临床医疗实践，建立有关老年人口腔健康的国家标准，有助于在全社会树立正确的口腔健康观，有利于口腔健康的全面普及和口腔疾病防治，有利于全社会都重视全生命周期的口腔卫生保健，实现"儿童无蛀牙、成年牙不松、老年不缺牙"的口腔健康初步目标，助力全身健康，增强生活自信，有益身心健康，对提高老年人的生活与生命质量以及保持健康长寿均具有十分重要的意义。

（二）树立老龄口腔健康观，建立老年人口腔卫生保健模式

树立积极的老龄口腔健康观，每位老年人都是自己口腔健康的第一责任人，养成良好的口腔卫生习惯，学习常见口腔疾病的基本防治知识，掌握口腔卫生保健基本技能，不断提高口腔健康素养，彻底改变老年人口腔保健观念和模式，努力做到以下几点。

（1）每年至少做一次口腔全面检查，每年进行一次洗牙（洁治），确保牙周健康，保持牙齿的洁净与稳固，守护天然牙。

（2）做到每天至少早晚有效刷牙，有条件时做到早晚及每次餐后刷牙。掌握正确刷牙方法，可使用含氟牙膏等防龋措施。

（3）采用"一刷二通三冲"的口腔保健新模式，在有效刷牙的基础上，使用牙线、牙间隙刷和冲牙器等辅助清洁口腔和牙间隙。

（4）所有功能牙缺失，无论多少，都应及时进行义齿（假牙）修复。义齿（假牙）也要保持清洁，每餐后要对义齿（假牙）进行清洗，也要早晚采用"一刷二通三冲"的维护模式[115~117]。

老年人口腔及全身的特点决定了其口腔卫生保健模式不同于年轻人，刘洪臣提出的"一刷二通三冲"的口腔卫生保健模式是适合老年人口腔卫生保健的新模式。具体方法为："一刷"是以正确的方法刷牙，将每一个牙面刷干净，还应包括对龈及舌面的清洁；"二通"是应用牙线和牙间隙刷彻底清洁每一个牙间隙；"三冲"是在以上两个步骤完成后，再以牙周冲洗器即冲牙器将每个牙间隙冲洗干净，同时也应将口腔间隙和口腔黏膜冲洗干净。这样才能真正将口腔清洁干净，减少口腔疾病的发生，这在老年人口腔保健中尤为重要。[109]该方法通俗易懂，简单易学，好记、好操作，实践中应用

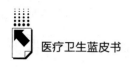

于口腔卫生保健以及口腔疾病防治取得了明显的效果，对提高口腔健康水平起到了促进作用。

（三）加强老年人口腔常见病防治对全身健康影响知识的普及

口腔健康关系到老年人的生活与生命质量，口腔健康对全身健康的影响极大，加强口腔卫生对全身健康影响的相关知识普及十分重要[105~106]。口腔疾病不仅影响口腔咀嚼、发音、消化等生理功能，而且影响面部形象和美观，还与脑卒中、心脏病、糖尿病、消化系统疾病等全身疾病有密切关系。口腔疾病对全身健康的危害主要有以下几个方面。①口腔疾病与心脑血管疾病关联。口腔损伤，特别是牙龈、牙周发生慢性炎症，细菌可通过破损的黏膜入侵，与细菌性心内膜炎有关，也与心脑血管动脉粥样硬化斑块的形成有关，是心梗、脑梗的发病因素之一。②口腔疾病与胃肠道疾病关联。口腔疾病特别是牙周病的细菌及其代谢产物随进食、吞咽进入胃肠道，引起胃肠道微环境的改变，引发胃肠道功能紊乱。③口腔疾病与肺部（呼吸系统）疾病关联。口腔疾病的细菌随老年人呛咳、误吸进入气管、支气管引发吸入性肺炎，对老年人的生命危害很大。④口腔疾病与其他全身疾病关联。口腔疾病与阿尔茨海默病以及肾病、肝病、关节病变等相关。

研究如何预防老年人常见口腔疾病，特别是龋病、牙周病、牙列缺损与缺失修复以及口腔癌的预防等，有针对性地研究老年人口腔保健模式，制订老年人口腔保健计划，以保证老年人的身心健康和生活质量，具体包括以下几个方面。①龋病的防治，特别是根面龋及各种继发龋的防治仍为老年人口腔疾病防治的重点，针对老年人根面龋、继发龋发病和发展的特殊性，采取激光防龋、微量元素防龋、复合树脂修复、银汞合金充填等综合措施，尽早治疗，则可防止牙齿的缺失[113]。②牙周病的防治，重点应在老年人口腔保健。除定期的牙周洁治、冲洗外，可结合各类夹板和各种固定方式进行松牙固定，这不仅有利于牙齿的保留，而且可延长牙齿的使用寿命[118]。③残根残冠保存修复仍是老年人口腔修复的主要任务。老年人牙列缺损与缺失修复的重点要从以可摘义齿修复为主转移到以固定或半固定修复为主，而高新技术的应用如人工种植牙、精密附着体修复等将成为主流的修复方式[119~122]。④口腔颌面部肿瘤的预防及早期治疗也将成为老年人基本口腔疾病防治的重要内容。

（四）设立老年口腔病专科及各级口腔医疗服务机构

老年口腔医学是研究口腔组织结构衰老发生、发展规律以及老年人口腔疾病防治与缺损修复的学科，其研究内容广泛，包括老年人口腔解剖生理、组织病理及增龄性变化的规律，口腔增龄性改变与全身的关系，老年人牙体牙髓病变、牙周黏膜病变和口腔颌面部的炎症、外伤、肿瘤、颞下颌关节病的发病规律与防治特点，以及各种牙列缺损、缺失的人工种植等修复方法[123~125]。根据我国老龄化社会进展和老年人口腔健康现状，特别是老年人的特点，亟须设立老年口腔病专科，虽然自 20 世纪 90 年代中国人民解放军总医院等单位陆续设立了老年口腔病科，但尚未有从国家层面批准设立的老年口腔病专科。因此，建议在我国的所有口腔医院都建立老年口腔病科，开展口腔全科医疗，为老年患者提供优质的口腔卫生保健服务；建议在老年医院、疗养院、干休所、养老院及社区医疗机构设置专门的老年口腔诊室，配备专职口腔医师或口腔卫生师，服务于广大老年人群体，特别是失能的特殊群体，为其提供家庭式口腔医疗服务；各级各类口腔医疗机构提供有利于老年人口腔健康的分级指导，为老年人提供包括口腔健康教育、预防、诊疗、修复的全流程口腔健康管理，规范诊疗行为，恢复口腔功能，促进身心健康。

（五）全方位推动我国老年人口腔保健事业的发展

我国老年人口腔保健事业的发展还有很多问题亟待解决，从口腔健康实践方面服务于国家积极应对人口老龄化发展战略，结合国家形势和任务需要，调动一切积极因素，全方位关注老年人口腔健康，全面提高老年人口腔健康水平。积极组织开展老年人口腔卫生保健专项研究，为解决新时期我国老年人口腔保健基本问题提供有力的支持，从老年人口腔领域多元化地深入开展多学科、多领域的合作研究，建立良好的老年人口腔保健平台，推动老

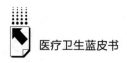

年人口腔保健事业的发展。开展老年人口腔保健，以及预防和控制老年人慢性病的应用研究，开展与老年人口腔疾病相关的全身慢性病防治研究。开展老年人口腔健康状况的动态数据监测和采集，建立老年人口腔健康数字化大型数据库，为制定和更新老年人口腔保健与预防方面的相关规范提供依据。

建立政府主导、社会动员、专业指导、全民参与的老年人口腔健康工作机制，健康机构、社会组织、企事业单位、媒体和个人形成强大合力，发挥各自的专业优势，积极参与到老年人口腔健康行动中，形成维护老年人口腔健康的良好舆论氛围，积极开展相关公益活动，加强基层专业人员关于老年人口腔健康教育、口腔疾病防治、口腔照护等实用性技术培训，提升老年人口腔健康服务能力。开展多种形式的老年人口腔健康科普工作，为老年人提供全方位的口腔卫生保健社会服务。加强国际合作，举办有关老年人口腔卫生保健的国际国内会议，加强学术交流和经验推广，全面推动我国老年人口腔卫生保健事业的发展。

参考文献

［1］ Vos, T., et al., "A Systematic Analysis for the Global Burden of Disease Study 2016", *Lancet*, 2017, 390.

［2］ Hobdell, M., et al., "Global Goals for Oral Health 2020", *International Dental Journal*, 2003, 53 (5).

［3］ 王兴主编《第四次全国口腔健康流行病学调查报告》，人民卫生出版社，2018。

［4］ 全国牙病防治指导组主编《第二次全国口腔健康流行病学抽样调查》，人民卫生出版社，1999。

［5］ 齐小秋主编《第三次全国口腔健康流行病学调查报告》，人民卫生出版社，2008。

［6］ Yibo, G., et al., "Dental Caries in Chinese Elderly People: Findings from the 4th National Oral Health Survey", *Chinese Journal of Dental Research*, 2018, 21 (3).

［7］ 胡德渝主编《口腔预防医学》（第6版），人民卫生出版社，2012。

［8］ 黄少宏、吴林梅：《龋病患病水平城市低于农村——龋病流行特征城乡变化分析》，《口腔疾病防治》2020年第5期。

［9］ Yibo, G. , et al. , "How Root Caries Differs between Middle-aged People and the Elderly: Findings from the 4th National Oral Health", *Chinese Journal of Dental Research*, 2018, 21 (3) .

［10］ 赵梅、陈薇、张辉等：《北京市 65～74 岁老年人口腔健康状况及 10 年变化（2005～2015）》，《北京口腔医学》2018 年第 6 期。

［11］ 笪东欣、王艳、张皓等：《上海市社区老年人龋齿流行状况及影响因素分析》，《老年医学与保健》2020 年第 2 期。

［12］ 陈焱、李剑波、赵望泓等：《广东省 55～74 岁人群恒牙冠根龋病抽样调查报告（2015～2016 年）》，《口腔疾病防治》2017 年第 11 期。

［13］ 《深圳市口腔健康流行病学调查报告》，深圳市卫生健康委员会网站，2020 年 1 月 16 日，http://wjw.sz.gov.cn/xxgk/tjsj/zxtjxx/content/post_ 6833800.html。

［14］ Huang, X. , et al. , "Relationship between Chinese Baijiu Consumption and Dental caries among 55-to 74-year-old Adults in Guangdong, Southern China: A Cross-sectional Survey", *BMC Geriatrics*, 2021, 21 (1) .

［15］ Fu, T. , et al. , "Oral Health Status of Residents in Jiangsu Province, China: An Epidemiologic Survey", *International Dental Journal*, 2021, 71 (10) .

［16］ 覃玉、沈家平、苏健等：《江苏省成人口腔健康状况流行病学分析》，《江苏预防医学》2017 年第 5 期。

［17］ 沈耀川、郑歆、叶燕惠等：《中国大陆老年人根面龋患龋率及流行病学特征的 Meta 分析》，《口腔医学研究》2019 年第 3 期。

［18］ Guan, L. , et al. , "Status of Dental Caries and Associated Factors in Tibetan Adults: Findings from the Fourth China National Oral Health Survey", *BMC Oral Health*, 2020, 20 (1) .

［19］ 卞添颖、张皓、毛艳敏等：《上海市 65～74 岁老年人失牙状况流行病学调查和危险因素分析》，《上海口腔医学》2019 年第 6 期。

［20］ 丁慧、姚兰：《云南省农村 65～74 岁老年人牙周状况及其相关因素》，《昆明医科大学学报》2021 年第 4 期。

［21］ 欧晓艳、张海亮、胡逸鹏等：《江西省老年人牙周健康状况抽样调查分析》，《口腔医学研究》2009 年第 5 期。

［22］ 张凯强、程睿波、李健等：《辽宁省 35～74 岁人群牙周及余留牙情况抽样调查报告（2015～2016 年）》，《中国实用口腔科杂志》2018 年第 10 期。

［23］ 李阳、曹雅婷、邓嘉胤等：《社区老年人牙周状况的认知调查及需求分析》，《中华老年口腔医学杂志》2016 年第 4 期。

［24］ 李巧、王小丹、刘晓晶等：《海口市老年人牙周健康状况及其相关因素分析》，《中华老年医学杂志》2017 年第 1 期。

［25］ 范卫华、李剑波、赵望泓等：《广东省 12～74 岁人群牙龈出血、牙石情况抽

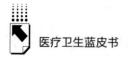
样调查报告（2015~2016年）》，《口腔疾病防治》2018年第3期。

［26］范卫华、李剑波、赵望泓等：《广东省15~74岁人群牙周健康状况抽样调查报告（2015~2016年）》，《口腔疾病防治》2017年第12期。

［27］秦玲、邱海燕、郑向前等：《506名老年患者口腔卫生状况调查及分析》，《中华老年口腔医学杂志》2017年第6期。

［28］赵梅、陈薇、张辉等：《北京市65~74岁老年人口腔健康状况及10年变化（2005~2015）》，《北京口腔医学》2018年第6期。

［29］陈少勇、刘秋林、陈柏霖等：《广西中老年人牙周健康状况及相关危险因素分析》，《口腔医学研究》2019年第3期。

［30］郭岩、刘怡然、沈红等：《江苏省中老年人牙周健康状况及影响因素分析》，《口腔医学》2020年第3期。

［31］张月、雷蕾、杨英明等：《社会经济地位对四川省老年人牙周健康状况的影响》，《中华老年口腔医学杂志》2021年第6期。

［32］杜娟、段春红：《太原市600名社区老年人牙周炎危险因素分析》，《中华老年口腔医学杂志》2019年第1期。

［33］常乐、徐静晨、王翔宇等：《太原市养老机构老年人口腔健康状况的调查分析》，《华西口腔医学杂志》2021年第2期。

［34］任文娟、王翔宇、杜嘉琪等：《山西省65~74岁老年人牙周健康状况调查》，《现代口腔医学杂志》2021年第4期。

［35］迟帅：《沈阳地区老年人牙周病和龋病患病情况调查分析》，《中国卫生统计》2019年第4期。

［36］郭静、传爱云、班晶浩等：《西藏地区成年人牙周健康状况及影响因素分析》，《2019年中华口腔医学会口腔预防医学专业委员会第十九次全国学术年会资料汇编》，2019。

［37］胡琮佼、茅飞飞、武影等：《牙周炎患者诊疗行为影响因素的大数据分析》，《口腔疾病防治》2020年第12期。

［38］鲍煊、孙钦峰、徐岩：《患者依从性对慢性牙周病治疗的影响及因素分析》，《山东大学学报》（医学版）2009年第3期。

［39］张建明、李剑波、范卫华等：《广东省中老年人群2015~2017年口腔黏膜状况抽样调查报告》，《中国医药科学》2018年第20期。

［40］潘燕、凌涤生、戚向敏：《老年人口腔黏膜病状况分析》，《中华口腔医学会老年口腔医学专业委员会换届选举暨第四届全国老年口腔医学学术研讨会论文汇编》，2008。

［41］张敬、李丹、李梦源等：《宁夏中卫市回汉族中老年人群口腔黏膜病状况调查》，《牙体牙髓牙周病学杂志》2016年第26期。

［42］单杰波、茅天赋、陆英：《老年人口腔黏膜健康状况调查及相关危险因素分

析》，《现代实用医学》2021年第33期。

［43］ 程晓华、朱安棣：《广州市1154名老年人口腔黏膜健康状况的调查》，《广东牙病防治》2007年第2期。

［44］ 吴敏、于华、何丽萍等：《1620名沈阳地区军队离退休干部口腔健康状况调查》，《牙体牙髓牙周病学杂志》2007年第2期。

［45］ 杨保全、刘雨：《727例老年人口腔状况调查》，《临床口腔医学杂志》2005年第9期。

［46］ 罗启德、魏建勋、毕萍等：《1755名老干部口腔健康情况调查分析》，《口腔医学》2003年第6期。

［47］ 李凌：《门诊常见口腔黏膜病病种分析调查》，青岛大学硕士学位论文，2016。

［48］ 金早蓉、宋斌、邹韵秋：《深圳市口腔黏膜病患者1387例临床分析》，《临床口腔医学杂志》2010年第26期。

［49］ 崔静、张秀英、李艳杰等：《老年口腔扁平苔藓患者生活质量与心理状况的相关性研究》，《中华老年口腔医学杂志》2017年第15期。

［50］ 崔静、陈瑞扬：《中老年口腔白斑患者恐惧疾病进展与生活质量的相关性研究》，《北京口腔医学》2020年第28期。

［51］ 刘晓晶、李巧、王小丹等：《海口市65～74岁老年人口腔健康现况调查》，《中国医药导报》2017年第14期。

［52］ 钱棱、吴国英、李留炀等：《南京地区老年公寓老年人口腔黏膜健康状况调查》，《口腔生物医学》2011年第2期。

［53］ 刘晓丹、金建秋、韩莹等：《350例口腔黏膜病患者龋患及其增龄改变的病例对照研究》，《中华老年口腔医学杂志》2017年第15期。

［54］ 马丽娜、汪慧、马小花等：《101例老年人口腔念珠菌病临床情况及氟康唑疗效分析》，《新疆医学》2020年第50期。

［55］ 李艳玲、田彦卿、魏云英等：《老年2型糖尿病患者口腔黏膜病变的调查》，《中国老年学杂志》2017年第37期。

［56］ 杨宏军、曹蜀吴、张虎山等：《昆明地区2型糖尿病老年住院患者口腔真菌定植危险因素及药敏研究》，《皮肤病与性病》2019年第41期。

［57］ 杜华珍、袁玲、熊胜晖等：《老年口腔黏膜病与免疫因子相关性分析》，《现代诊断与治疗》2017年第28期。

［58］ 黄少宏主编《广东省口腔健康30年趋势研究》，广东科技出版社，2019。

［59］ 冯希平：《中国居民口腔健康状况——第四次中国口腔健康流行病学调查报告》，《2018年中华口腔医学会第十八次口腔预防医学学术年会论文汇编》，2018。

［60］ 程睿波、张颖、陶薇等：《辽宁省中年和老年人缺牙及义齿修复情况调查分析》，《华西口腔医学杂志》2007年第6期。

［61］田亚光、廖天安、谢奇等：《海南省 65～74 岁老年人牙齿健康状况调查》，《中国自然医学杂志》2008 年第 5 期。

［62］程竑、曾晓莉、李存荣等：《上海市 1579 名中老年人牙缺失与义齿修复情况调查》，《上海口腔医学》2009 年第 6 期。

［63］程睿波、张颖、程敏等：《东北地区中老年人群牙缺失状况抽样调查分析》，《上海口腔医学》2009 年第 1 期。

［64］聂红兵、杨兰、周海静等：《甘肃省中老年人牙齿缺失及修复状况的评价》，《中国老年学杂志》2009 年第 10 期。

［65］林挺、卢友光、苏柏华等：《福建省城乡中老年人群恒牙缺失情况调查》，《福建医科大学学报》2009 年第 3 期。

［66］陈冲、李贺、古力巴哈·买买提力：《乌鲁木齐地区老年人口腔缺牙及修复情况的调查研究》，《中国医学前沿杂志》（电子版）2016 年第 12 期。

［67］王忠华、盛美春、郑重阳：《老年人群口腔缺牙现状及修复现状调查》，《中国现代医生》2020 年第 13 期。

［68］黄娟、龚放华：《老年人口腔健康调查及其影响因素分析》，《中西医结合护理》（中英文）2020 年第 1 期。

［69］朱晓姝、苏兴宇、高嘉敏等：《生活方式对中国老年人口腔缺失牙影响》，《中国公共卫生》2020 年第 5 期。

［70］Zeng, X. J., et al., "The Association between Dental Caries and Television Viewing among Chinese Adolescents in Guangxi, China", *BMC Oral Health*, 2014, 14.

［71］刘宗超、李哲轩、张阳等：《2020 全球癌症统计报告解读》，《肿瘤综合治疗电子杂志》2021 年第 2 期。

［72］傅锦业、吴春晓、张陈平等：《2003～2012 年上海地区口腔恶性肿瘤发病状况与时间趋势分析》，《中国口腔颌面外科杂志》2017 年第 2 期。

［73］何倩、周扬、骆传月等：《2014～2018 年某口腔专科医院住院患者疾病构成分析》，《中国医院统计》2020 年第 1 期。

［74］柯晓菁、金讴、闫福华等：《234 例牙龈瘤患者的临床特征及复发防范分析》，《口腔医学研究》2022 年第 5 期。

［75］高昕、程英杰、崔建通等：《光动力治疗口腔黏膜多发性乳头状瘤 1 例》，《口腔医学研究》2021 年第 2 期。

［76］Daniel, J. Z., et al., "Incidence of Non-Salivary Gland Neoplasms in Patients with Warthin Tumor: A Study of 73 Cases", *Head Neck Pathol*, 2020, 14 (2).

［77］黄丽萍、徐璇丽、涂文勇：《330 例口腔颌面部恶性肿瘤的回顾性分析》，《中国中西医结合耳鼻咽喉科杂志》2021 年第 2 期。

［78］Rishabh, K., et al., "MicroRNAs as Modulators of Oral Tumorigenesis—A Focused Review", *International Journal of Molecular Sciences*, 2021, 22 (5).

［79］Mrescu, F. I., et al., "Epidemiological and Histopathological Aspects of Tongue Squamous Cell Carcinomas-Retrospective Study", *Current Health Sciences Journal*, 2018, 44（3）.

［80］陈敏敏、包晓丹、邓青榕等：《福建省牙龈癌患者预后风险预测模型的构建》，《中华疾病控制杂志》2020年第10期。

［81］刘丰鑫：《162例颊粘膜癌患者临床治疗分析》，南华大学硕士学位论文，2020。

［82］Ayachy, R. E., et al., "Pulsed Dose Rate Brachytherapy of Lip Carcinoma: Clinical Outcome and Quality of Life Analysis", *Cancers（Basel）*, 2021, 13（6）.

［83］李蕴蕴、郭茹菲、杨昭阳等：《635例口腔鳞状细胞癌临床病理特征及发病特点分析》，《肿瘤基础与临床》2019年第6期。

［84］Dezfuli, M. K., et al., "Angiogenesis and Lymphangiogenesis in Salivary Gland Adenoid Cystic Carcinoma and Mucoepidermoid Carcinoma", *Asian Pacific Journal of Cancer Prevention*, 2019, 20（12）.

［85］高岩主编《口腔组织病理学》，人民卫生出版社，2020。

［86］毛爱迪：《恶性黑色素瘤治疗最新研究进展》，《重庆医学》2021年第20期。

［87］李红：《社区中老年人对口腔健康状况及相关知识掌握情况分析》，《中国妇幼健康研究》2017年第3期。

［88］吴补领、刘洪臣、范兵主编《老年口腔医学》（第2版），西安交通大学出版社，2015。

［89］赵金秋、王加谋：《老年人口腔健康相关生活质量影响因素的研究进展》，《全科护理》2021年第26期。

［90］刘春秀、王宏宇、刘侠等：《北京市保健干部人群口腔疾病就医观念行为调查》，《中国医药导报》2017年第29期。

［91］周佳梁、刘毅、汪普瑞等：《成都市养老机构老年人口腔保健状况及影响因素分析》，《中国农村卫生事业管理》2018年第6期。

［92］樊睿、樊晓宇、张艺：《陕西省老年人群口腔保健行为调查分析》，《中华老年口腔医学杂志》2020年第5期。

［93］苏淑文、张建明、邓瑞冰等：《佛山市老年人口腔健康相关生活质量状况及影响因素分析》，《中国初级卫生保健》2022年第6期。

［94］于晗骁、于晓童、于欣卉：《锦州市义县居民口腔健康情况及口腔保护意识的调查》，《全科口腔医学电子杂志》2019年第19期。

［95］张月、雷蕾、杨英明等：《社会经济地位对四川省老年人牙周健康状况的影响》，《中华老年口腔医学杂志》2021年第6期。

［96］徐先国、张良年、杨丽萍等：《基于Andersen口腔健康结局模型的社区老年人口腔健康影响因素研究》，《中国初级卫生保健》2021年第9期。

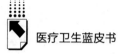
［97］兰爱丽：《浅述社区老年人口腔健康与就医观念行为现状》，《全科口腔医学电子杂志》2019年第26期。

［98］施百丽、王辉：《社区老年人口腔保健KAP现状与影响因素》，《中国老年学杂志》2019年第18期。

［99］杨云娟、许雯、杨永芳等：《云南省老年人口腔卫生健康行为现状及影响因素分析》，《医学与社会》2016年第2期。

［100］李宁、吴巧丹、代芸洁等：《贵州省黔东南苗族、侗族老年口腔现状调查》，《贵州医药》2017年第5期。

［101］兰俊莉、何伟、高福敏等：《183名老年人口腔健康状况调查分析》，《河北联合大学学报》（医学版）2012年第4期。

［102］吕晓强、丁福：《老年人口腔健康研究进展》，《中国老年保健医学》2020年第5期。

［103］邢晓伟、程增遂、唐学英等：《600例老年缺牙患者延迟就医的现状及其影响因素分析》，《中华老年口腔医学杂志》2019年第4期。

［104］常乐、徐静晨、王翔宇等：《太原市养老机构老年人口腔健康状况的调查分析》，《华西口腔医学杂志》2021年第2期。

［105］刘洪臣：《重视全民口腔健康标准知识的普及》，《口腔颌面修复学杂志》2019年第4期。

［106］刘洪臣、储冰峰：《口腔健康是老年人全身健康的基础》，《中华老年口腔医学杂志》2013年第3期。

［107］童玉芬：《中国人口的最新动态与趋势——结合第七次全国人口普查数据的分析》，《中国劳动关系学院学报》2021年第4期。

［108］Poul Erik Petersen、朱凌、彭彬：《21世纪继续提高人类口腔健康水平（世界卫生组织全球口腔卫生策略）》，朱凌、彭彬摘译，《中华口腔医学杂志》2004年第6期。

［109］刘洪臣：《老年人口腔健康的10项指标》，《中华老年口腔医学杂志》2019年第1期。

［110］王培欢、乔朋艳、张硕等：《老年人口腔健康标准研讨会纪要》，《口腔颌面修复学杂志》2020年第3期。

［111］李传洁、刘洪臣：《老年人食物嵌塞的防治重点——论老年人口腔健康标准之食物嵌塞》，《中华老年口腔医学杂志》2020年第5期。

［112］张硕、张戎、刘洪臣：《老年人缺牙的危害与防治要点——论老年人口腔健康标准之无缺牙》，《中华老年口腔医学杂志》2020年第3期。

［113］张戎、张硕、刘洪臣：《老年人龋病的防治重点——论老年人口腔健康标准之无龋洞》，《中华老年口腔医学杂志》2020年第1期。

［114］郑颖、王培欢、刘向伟等：《老年人牙列不齐的病因危害及防治要点》，《中

华老年口腔医学杂志》2022 年第 2 期。

[115] 刘洪臣：《老年人工种植牙口腔保健新方法》，《中华老年口腔医学杂志》2015 年第 2 期。

[116] 刘洪臣、时权、王俊成等：《人工种植牙的保健与维护》，《口腔颌面修复学杂志》2018 年第 3 期。

[117] 刘乙颖：《人工种植牙的保健也要做好"口腔保健三部曲"》，《口腔颌面修复学杂志》2019 年第 2 期。

[118] 余彤、刘洪臣、李颖超：《高龄老年人余留牙牙周情况调查分析》，《中华老年口腔医学杂志》2003 年第 2 期。

[119] 刘洪臣、储冰峰、王燕一：《老年口腔修复的特点》，《中华老年口腔医学杂志》2004 年第 2 期。

[120] 中华口腔医学会口腔修复学专业委员会：《老年患者口腔修复指南》，《中华口腔医学杂志》2022 年第 2 期。

[121] 王燕一、刘洪臣、郭贵华等：《1197 例老年修复病例的临床分析》，《口腔颌面修复学杂志》2000 年第 1 期。

[122] 李亚男、刘洪臣、石校伟等：《牙列重度磨耗伴缺损老年患者两种咬合重建治疗的效果比较》，《中华老年口腔医学杂志》2011 年第 3 期。

[123] 刘乙颖、栗洪师、刘洪臣：《老年口腔牙列缺损患者微创种植围手术期的护理》，《中华老年口腔医学杂志》2014 年第 4 期。

[124] 刘洪臣、李亚男、王培欢：《老年糖尿病患者人工种植牙的特点》，《口腔颌面修复学杂志》2018 年第 6 期。

[125] 王培欢、刘洪臣：《老年患者正畸治疗的现状与特点》，《中华老年口腔医学杂志》2022 年第 1 期。

地区口腔健康流行病学篇
Regional Oral Health Epidemiology Reports

B . 2
华北地区老年人口腔健康状况

马永平　刘芳*

摘　要： 回顾近 10 年来华北地区老年人口腔健康状况调查文献，针对老年人口腔常见病，如龋病、牙周病、牙齿缺失以及义齿修复状况等指标总结分析，结果显示：由于地域广袤、经济状况差距较大，华北地区老年人口腔健康状况也有所差异，北京、天津经济水平较为发达地区老年人口腔状况整体较好，河北、山西、内蒙古等经济水平较差的地区老年人口腔状况较差，口腔卫生意识也较差。

关键词： 华北地区　老年人　口腔健康

随着人类寿命的延长，老年人对生活质量的要求也越来越高，越来越多

---

* 马永平，保定市第二医院口腔科主任、主任医师，主要研究方向为口腔正畸、种植修复；刘芳，保定市第二医院副主任医师，主要研究方向为口腔种植修复。

的人关注口腔健康。随着年龄的增长，人体的软硬组织会发生衰老变化，牙体硬组织的过度磨损引起牙本质敏感。牙龈萎缩和牙槽骨吸收导致牙根暴露，形成三角形间隙，导致食物嵌塞和根面龋。老年人由于唾液腺功能退化，唾液分泌减少，口腔自洁效果不佳，易患口腔疾病。

华北地区包括河北、山西、北京、天津和内蒙古中部横跨三省两市，经济水平差距较大，因地域、经济状况和生活习惯的差异，使老年人口腔健康状况也存在很大的差异，本报告回顾华北地区老年人口腔健康状况调查相关资料，并进行汇总分析。因为老年人的口腔健康状况在城乡和地区之间存在着明显的差异，北京、天津没有常规意义上的农村，因此本文对北京、天津经济水平较为发达地区和河北、山西、内蒙古等经济水平较差的地区分区阐述。

一 华北地区老年人患龋状况

第四次全国口腔健康流行病学调查结果显示，我国 65~74 岁人群中，恒牙患龋率 98.0%，恒牙龋均 13.33，恒牙根面龋的患病率为 61.9%；平均存留牙数为 22.50 颗，仅 18.3% 的人牙列完整[1]。

京津地区经济水平较为发达，针对北京、天津 65~74 岁常住人口进行调研统计分析，老年人恒牙患龋率为 47.7%~71.3%，根面龋患龋率为 49.1%，龋均 2.15 颗，龋齿充填率为 53.4%，人均存留牙为 20~23 颗[2~4]。与 10 年前调查结果比较，近 10 年来京津地区老年人口腔患龋情况有明显的改善，不仅人均龋坏牙数明显减少，龋齿充填率明显增加，存留牙数增加，无牙颌率下降，北京和天津相对优良的医疗环境以及近年来一系列口腔健康促进活动的相继开展，极大地促进了老年人口腔健康状况的改善。

河北、山西及内蒙古地域范围广，数据统计困难，本文针对部分地区数据统计分析发现，河北地区流行病数据较少，仅统计 60~74 岁老年人根面龋患病率为 28.7%，人均存留牙数为 21.78 颗[5]。山西龋病流行病学调查显示，老年人患龋率为 84.3%，龋均为 5.18，龋补充填构成比为 83.9%，根面龋患龋率为 26.7%，龋均为 2.27，龋补充填构成比为 72.0%[6]。而内蒙

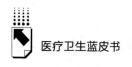

古地区流行病学调查结果显示，老年人患龋率较低，仅为 38.8%[8]。内蒙古地区患龋率偏低和当地饮食习惯密切相关。

二 华北地区老年人牙周病患病状况

2015 年进行的《第四次全国口腔健康流行病学调查报告》显示，全国 65~74 岁老年人中，牙周健康率为 9.3%，牙石、牙龈出血检出率分别为 90.3%、82.6%，65~74 岁老年人 6 个区段均健康的人数仅占 0.6%。

针对北京和天津地区 65~74 岁老年人的调研发现，近 80% 的老年人患有牙周病，牙周健康率仅为 12.7%，牙龈出血检出率为 61.4%，牙石检出率为 89.5%[2~3]。分析河北省和山西省 65~74 岁人群，牙周炎患病率为 70% 左右；牙周健康率、牙石、牙龈出血、牙周袋的检出率分别为 7.6%、91.1%、83.2%、57.4%，调查结果在不同性别、文化程度间有统计学差异[5,9]。孙秀珊等对 876 名蒙古族和汉族离休干部进行口腔健康调查和比较分析发现，牙周病在老年口腔病中患病率占第三位，为 48.9%[10]。蒙古族老年人患病率明显低于汉族，可能与饮食、遗传等多因素有关。

流行病学调查发现，影响牙周炎发病的因素中，口腔卫生习惯是第一要素，其次是城乡差异、受教育程度、是否吸烟、性别等，增龄性变化和全身系统性疾病如高血压、糖尿病等也能促成牙周病的进一步发展。因此提高老年人口腔健康意识，做到早发现、早预防，才能控制老年人牙周病的发生与发展，从而从根本上解决问题。

三 华北地区老年人缺牙情况

调查显示，北京、天津等经济较为发达的地区老年人失牙率达 60.0%~75.0%，无牙颌率为 3.7%，义齿修复情况良好达 40.0%~60.0%[2~4,11]，这与当地较好的经济条件以及受调查人群的教育程度相关，京津地区具备较好的医疗保障以及当地政府较大的支持力度，使得本地区老年人有机会全面接受口腔保健知识和治疗。京津以外的经济欠发达地区，调查数据相对较差，牙列缺损人数近 80.0%，无牙颌患者 15.0% 左右，义齿修复率约 50.0%[5]，部分地区义齿修复率仅为 28.0%[8]。

华北地区老年人存留牙数远低于世界卫生组织提出的"8020"目标，且修复率较低，这将直接导致老年人生活质量下降，进而影响老年人的全身健康，牙齿缺失及修复情况和老年人受教育情况以及经济条件，如当地平均收入水平和医疗保障等息息相关，良好的口腔卫生习惯和健康的饮食习惯将会极大改善老年人缺牙情况。

四 华北地区老年人口腔保健意识及行为

调查显示，老年人普遍存在口腔卫生问题，且就医意识淡薄，"人老牙掉"观念仍根植于一些老年人的观念中。北京、天津的口腔保健意识调查显示，87.0%~98.0% 的 65~74 岁老年人能做到每天刷牙，其中每天刷牙 2 次及以上人群比例为 42.0%~71.8%，老年人含氟牙膏使用率为 58.0%，城乡老年人几乎都不使用牙线和牙间隙刷。口腔保健知识知晓率普遍偏低，知晓率最高的是正确刷牙方式，占 68.7%[12~13]。山西、河北地区调查显示，59.0% 的老年人不能做到每日刷牙 2 次，高达 93.1% 的老人从未进行洁治。关于口腔卫生认知状况，80.0% 以上的老年人不知道糖尿病、心脑血管疾病、吸烟等因素与牙周炎有关，一半以上的老年人认为刷牙出血不需要治疗，90.0% 以上的老年人认为掉牙是年龄增长的必然结果。一些偏远地区平均每天刷牙 2 次及以上的人甚至低于 20.0%[14~15]。因此，华北地区老年人的口腔保健意识差距较大。

本部分回顾的调查研究受限因素较多，地域宽广，调查对象筛选标准不统一。比如，大部分调查对象为主动就诊或养老院、老干部中心的老年人等，此类人群普遍具有一定口腔保健意识，因此并不能全面反映华北地区老年人口腔疾病真实情况，未来需要基于标准化诊断的大规模、高质量的流行病学研究，以准确反映老年人群的口腔健康状况。

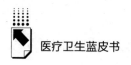
参考文献

［1］王兴主编《第四次全国口腔健康流行病学调查报告》，人民卫生出版社，2018。

［2］赵梅、陈薇、张辉等：《北京市 65～74 岁老年人口腔健康状况及 10 年变化
（2005～2015）》，《北京口腔医学》2018 年第 6 期。

［3］王起顺：《天津市社区 65 岁以上老年人口腔健康状况的调查》，《继续医学教
育》2016 年第 10 期。

［4］戴艳梅、冯昭飞、程淑玲等：《天津市城区中老年人牙齿缺失和修复情况的调
查》，《现代口腔医学杂志》2015 年第 1 期。

［5］武海春、刘俊国、李越等：《衡水市中老年人根面龋流行趋势及干预措施》，
《河北医药》2013 年第 8 期。

［6］段春红：《太原市省直机关保健干部龋病流行病学调查分析》，山西医科大学硕
士学位论文，2006。

［7］史培荣、南欣荣、陈显久等：《山西省阳泉市老年人牙列缺损的影响因素分
析》，《现代预防医学》2008 年第 21 期。

［8］路瑾萍、赵成宝、王艳春：《老年患者缺牙及修复状况调查》，《内蒙古医学杂
志》2006 年第 2 期。

［9］任文娟、王翔宇、杜嘉琪等：《山西省 65～74 岁老年人牙周健康状况调查》，
《现代口腔医学杂志》2021 年第 4 期。

［10］孙秀珊、李利、张振涛：《876 例蒙汉族老年人口腔病况分析》，《内蒙古医学
院学报》2006 年第 5 期。

［11］周艳、牛忠英、汤楚华：《1357 例中老年人牙齿缺失与修复情况调查分析》，
《中华老年口腔医学杂志》2015 年第 4 期。

［12］王宇、侯玮、陈薇等：《北京市老年人口腔健康行为的抽样调查与分析》，
《北京口腔医学》2010 年第 1 期。

［13］李阳、曹雅婷、邓嘉胤等：《社区老年人牙周状况的认知调查及需求分析》，
《中华老年口腔医学杂志》2016 年第 4 期。

［14］常乐、徐静晨、王翔宇等：《太原市养老机构老年人口腔健康状况的调查分
析》，《华西口腔医学杂志》2021 年第 2 期。

［15］杜鹃：《太原市 65～74 岁社区老年人牙周炎影响因素分析》，山西医科大学硕
士学位论文，2019。

B.3
华东地区老年人口腔健康状况

张 凯[*]

摘 要： 华东地区是中国综合发展水平最高的经济区域，人口占全国总人口的30%，老年人口占比高于全国平均水平，人口老龄化趋势明显。该区老年人口腔健康状况较差，这不仅影响老年人的生活质量，还对老年人全身健康具有较大的影响。老年人龋病、牙周疾病、牙齿缺失等情况均较青年人严重，他们是对口腔保健要求更高的群体。拥有良好的口腔卫生保健习惯是老年人预防口腔疾病的重要措施。

关键词： 华东地区 老年人 口腔健康

华东地区位于中国大陆的东部，包括江苏、浙江、安徽、江西、福建、山东六省和上海市，总面积为83.43万平方公里，占全国的8.7%，2020年总人口约4.24亿人，占全国的30.0%，2020年GDP为38.8万亿元[1]，华东地区地处东部沿海，地理位置优越，物产资源丰富，工业门类齐全，生产与物流发达，是国内综合发展水平最高的经济区域。2021年全国第七次人口普查结果显示，华东地区人口持续增长，而老年人口比例在六省一市中均有不同程度的提高，人口老龄化程度进一步加深，华东地区将长期面临人口不均衡发展的压力。

口腔健康是全身健康的一部分，随着年龄的增长，老年人口腔各组

---

* 张凯，蚌埠医学院第一附属医院口腔科主任，蚌埠医学院教授、主任医师、博士生导师，主要研究方向为口腔颌面-头颈肿瘤、颅颌面畸形、龋病预防等。

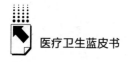

织器官与全身其他部位一样，会发生明显的增龄性改变，如颌面部皮肤老化松弛、表情肌与咀嚼肌的肌力减弱；颌骨发生骨质疏松、牙槽骨生理性吸收；唾液腺腺泡萎缩，唾液分泌减少、口腔干燥；等等。而作为重要咀嚼器官的牙齿也会发生明显的增龄性改变，如牙齿磨耗、牙龈退缩、牙本质敏感、牙齿缺损与缺失等。老年人口腔组织结构的变化，使得其口腔疾病的发生发展具有较强的特殊性，因此老年人群的预防保健只有针对其生理、病理特点，制定相应的防治措施才能有的放矢地解决老年人口腔健康问题。

一 华东地区老年人患龋情况

第四次全国口腔健康流行病学调查[2]结果显示，上海市 65～74 岁老年人患龋率为 73.0%，龋均 11.32，龋补充填率为 37.0%，患龋率和龋均两项结果均优于第三次全国口腔流调结果，龋补充填率亦高于后者，且中心城区与非中心城区之间的患龋率和龋均无统计学差异，说明全民口腔健康状况均有一定的提升。不同性别的老年人患龋情况研究显示[3]，老年女性患龋率和龋补充填率高于男性，这可能是女性更年期唾液水平减少和进食甜软食物较多等原因，因此较男性更易患龋。山东省不同地市口腔健康状况调查显示[4]，60～69 岁老年人群患龋率为 61.0%～70.0%，龋均为 2.3，根面龋患病率达 66.0%。可能的原因是牙龈的萎缩引起牙根暴露，而且牙根表面更易附着软垢和菌斑，其微环境中的致病菌代谢产物可以造成无机物脱矿、有机物溶解，从而形成根面龋。此外，老年人唾液腺功能的减弱减少了唾液分泌量，使得口腔自洁作用变差及口腔保健能力的下降，在一定程度上增加了老年人龋病的发生。安徽岳西贫困居民的口腔健康状况流行病学调查[5]显示，65～74 岁、75～83 岁老年人患龋率分别为 52.6% 和 50.0%，该组数据明显低于上海及青岛的老年人患龋率。而江西南昌市民[6] 65～74 岁年龄组老年人患龋率为 98.0%，龋均为 12.22，该组结果明显高于其他华东地区老年人的数据，原因是采用了不同的评判标准。

二 华东地区老年人牙周病患病状况

江苏省的一项牙周健康状况及其相关影响因素调查结果显示[7]，65~74岁老年人牙龈出血、牙石、浅牙周袋、深牙周袋、牙周附着丧失人均牙数（检出率）分别为8.2颗（87.2%）、18.0颗（98.0%）、2.3颗（53.4%）、0.2颗（10.1%）、6.4颗（87.2%），牙周健康率仅为4.1%，多因素回归分析显示年龄为牙周炎的独立危险因素。青岛市口腔健康调查显示，老年人牙周病患病率为62.7%，其中男性为75.0%，女性为52.0%，结果表明男性牙周健康状况较女性差[8]。有研究表明[9]，女性在口腔保健效果方面优于男性。另外的研究显示，男性吸烟占比明显高于女性，而烟草中的煤焦油等成分不但可以促进形成牙石，还可改变牙周组织的局部微循环及免疫系统，从而影响牙周组织新陈代谢和修复能力[10]。上海市的一项调查显示，老年牙周病患者中，轻度占31.0%，中重度69.0%；多因素回归分析结果显示，年龄、吸烟、合并糖尿病是老年牙周病严重程度的独立危险因素[9]。南昌市的调查显示[6]，65~74岁老年人牙龈出血率为90.0%，牙石检出率为95.0%，牙龈出血和牙石检出率均随年龄的增长而升高。山东潍坊老年人牙周健康率、牙龈出血、牙石、牙周袋、牙周附着丧失的检出率分别为17.0%、68.0%、85.0%、51.0%和57.0%[4]。

三 华东地区老年人缺牙情况

江苏省65~74岁老年人平均缺失牙5.99颗，牙列完整率为12.0%，牙列缺失率为2.0%[11]，第四次全国口腔健康流行病学调查结果显示，65~74岁老年人中，农村居民牙列缺失率为5.2%，城镇居民为3.8%。55~74岁老年人中义齿修复率约为51.0%，而牙列缺失的修复率达到100%。浙江湖州老年人的牙列缺失率达18.7%，70.3%有牙列缺损；牙列缺失修复率为91.2%，牙列缺损修复率为40.6%；女性牙列缺损率与全口缺牙率高于男

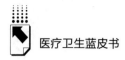

性[12]。山东青岛的调查结果显示老年人的牙列缺损与湖州相仿，占71.0%；牙列缺失为7.7%[8]。而安徽省居民牙列缺损率为73.0%，但牙列缺失率仅为1.6%，修复率为5.3%[5]。上海市老年人牙列缺损比例较高，达80.4%，牙列缺失率为4.8%，牙列缺损的修复率为60.8%，牙列缺失的修复率为91.0%，其中28.0%为固定修复，40.0%为活动修复，24.0%为固定和活动修复，8.0%为全口义齿修复。价格过高是老年人牙齿缺失未修复占首位的原因，约占32.0%；其余依次为就诊困难（24.0%），牙科恐惧症（20.0%），自身行动不便（10.0%）和无修复意愿（6.0%）[13]。上海市65~74岁老年人中，79.0%的受检者存在牙缺失，35.0%的受检者未曾进行修复[14]。另一项调查显示，上海市社区老年居民牙列缺损率高达87%，牙列缺损1~3颗、4~6颗、7~9颗以及10颗及以上分别占29.4%、24.5%、14.7%和18.6%；牙列缺损数量随着年龄的增加而增加；牙列缺损患者的修复率为61.8%，修复方式中固定义齿与可摘义齿各占30.3%和29.2%，种植义齿比例约占2.3%；38.2%的牙列缺损患者未进行修复治疗。针对口腔医疗服务目前的主要问题，调查对象更关注高治疗费用及医保报销范围、医疗服务的便利性及特殊人群的关爱等方面的问题[15]。

四 华东地区老年人口腔健康保健方法及就医行为

（一）口腔保健方法

山东青岛的调查结果显示，老年人每日两次刷牙者占68.0%，每日一次刷牙者占21.0%；在刷牙方法中，采用横刷法者占62.0%，而正规使用牙线或间隙刷者仅占4.0%，使用含氟牙膏者占12.0%；而未使用过牙线、间隙刷和含氟牙膏者占71.0%，定期前往医院或诊所进行口腔检查者占14.0%，但少有定期进行口腔洁治的[8]。安徽的一项调查显示，老年人刷牙方法选项为横刷法、竖刷法和二者结合法，3种刷牙方法的使用率分别为74.0%、2.0%和24.0%[5]。上海社区老年人的调查显示，每日刷牙2次及以上者占 35.0%，而每日刷牙 1 次或以下者占 64.0%，另外还有 1.0%的老年人很少刷牙。

（二）就医行为

上海市 65~74 岁老年人牙列缺损及修复现状调查显示[13]，对于修复方法，29.7%的老年人考虑种植修复，64.8%的老年人选择烤瓷牙，5.5%的老年人更愿接受活动或全口义齿。对于就诊机构，43.2%的老年人选择医院就诊，51.0%的老年人考虑私立门诊，而 5.8%的老年人希望在家中就医。对于修复费用，25.5%的老年人自付费用，74.5%的老年人医保支付，其中 42.2%的老年人希望部分减免费用，而 32.3%的希望全部免费。

根据以上华东地区老年人的口腔健康状况，结合《"健康中国 2030"规划纲要》，应明确以下建设目标：加大口腔健康宣传教育力度，利用新媒体开展丰富多彩的口腔健康、口腔保健知识宣传；密切结合牙病防治，坚持"预防为主，防治结合，政府主导，社会参与"的原则，合理利用各级医疗卫生网络，加大防治力度，努力实现人人享有基本口腔医疗卫生服务；建立社区口腔健康档案，落实方便老年人的就诊流程与诊疗规范，有效控制老年人龋病高发态势，提高龋齿充填及缺失牙修复比率，提升牙周健康状况，不断提高老年人群的口腔保健水平。

参考文献

[1]《第七次全国人口普查公报（第五号）》，国家统计局国务院第七次全国人口普查领导小组办公室。

[2] 王兴主编《第四次全国口腔健康流行病学调查报告》，人民卫生出版社，2018。

[3] 笪东欣、王艳、张皓等：《上海市社区老年人龋齿流行状况及影响因素分析》，《老年医学与保健》2020 年第 2 期。

[4] 李晓蕊、胥欣：《潍坊市 60~69 岁老年居民口腔健康状况的流行病学调查》，《中国现代医生》2015 年第 27 期。

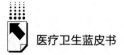

［5］ 陈小芳、刘玮佳、尹悦等：《安徽省岳西县某贫困山村居民口腔健康状况流行病学调查》，《安徽医药》2017年第8期。

［6］ 周银双、欧晓艳、周小军等：《南昌市居民口腔患病现状调查》，《南昌大学学报（医学版）》2020年第1期。

［7］ 郭岩、刘怡然、沈红等：《江苏省中老年人牙周健康状况及影响因素分析》，《口腔医学》2020年第3期。

［8］ 秦玲、邱海燕、郑向前等：《506名老年患者口腔卫生状况调查及分析》，《中华老年口腔医学杂志》2017年第6期。

［9］ Demirer, S. , et al. , "Periodontal Health Knowledge and Smoking are Associated with Periodontal Treatment Need According to Tooth Brushing Levels", *The West Indian Medical Journal*, 2012, 61（2）.

［10］ Hujoel, P. P. , et al. , "A Hidden Periodontits Epidemic during the 20th Century", *Community Dentistry and Oral Epidemiology*, 2003, 31（1）.

［11］ 郭岩、刘怡然、黄鑫等：《江苏省中老年人群牙齿缺失及义齿修复情况抽样调查报告》，《口腔医学》2020年第5期。

［12］ 王忠华、盛美春、郑重阳：《老年人群口腔缺牙现状及修复现状调查》，《中国现代医生》2020年第13期。

［13］ 张书宇、董华：《上海市嘉定区65～74岁老年人群牙列缺损及修复现状调查》，《上海口腔医学》2018年第5期。

［14］ 郭晓静、张颖、张皓等：《上海市老年人牙缺失、义齿修复与口腔健康相关生命质量的现状研究》《上海口腔医学》2020年第5期。

［15］ 笪东欣、王蓓、莫嘉骥等：《上海市社区老年居民牙列缺损的治疗及问题现状》，《中华老年口腔医学杂志》2019年第1期。

B.4
西南地区老年人口腔健康状况

梁 燕 代芸洁*

摘 要： 西南地区老年人患龋情况不容乐观，患龋率高，充填率较低；该地区老年人牙周健康情况也令人担忧，其中老年人早期和晚期牙周炎患病情况比例最高，牙周完全健康的老年人比例极低。此外，西南地区老年人牙齿缺失情况严重，牙列缺损比例很高，牙列缺失相对较少，但修复率与缺损、缺失率不匹配。西南地区老年人尚未形成良好的口腔健康行为，缺乏口腔保健知识和口腔健康意识。

关键词： 西南地区 老年人 口腔健康 口腔卫生健康行为

2021年第七次全国人口普查数据显示[1]，西南地区老年人口占比较大（见表1）。在云贵川渝三省一市中，60岁以上以及65岁以上老年人口数占比最大的均为重庆市，其60岁以上老年人占人口总数的21.9%，65岁以上老年人占人口总数的17.1%。与2010年的第六次全国人口普查结果相比，西南地区老年人口比重均有不同程度上升（见图1），60岁以上老年人比重上升最快的为四川省，上升了5.4个百分点，而65岁以上老年人口比重上升最快的为重庆市，上升了5.4个百分点。

---

* 梁燕，贵州医科大学附属口腔医学院牙体牙髓病科主任，主要研究方向为牙体牙髓病学、老年口腔医学；代芸洁，贵州医科大学附属口腔医院主治医师，主要研究方向为牙体牙髓病学。

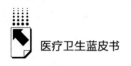

表1　西南地区老年人口情况

单位：万人，%

年龄组	云南		贵州		四川		重庆	
	人口数	总占比	人口数	总占比	人口数	总占比	人口数	总占比
60岁以上	703.8	14.9	593.1	15.4	1816.4	21.7	701.0	21.9
65岁以上	507.3	10.8	445.6	11.6	1416.8	16.9	547.3	17.1

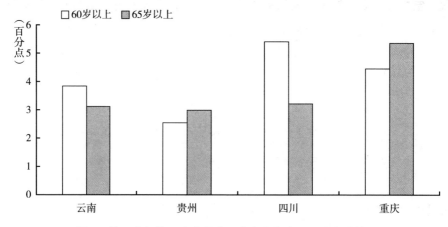

图1　第七次与第六次全国人口普查老年人口比重上升情况

一　西南地区老年人患龋状况

老年人为易患龋人群，尤其是根面龋。一项对2013～2014年就诊于昆明医科大学附属口腔医院的60～88岁患者及其家属调查显示[2]，在510名受检者中，龋病患病率为82.2%，其中根面龋患病率为39.4%。谢黎阳的研究结果表明[3]，昆明市60～93岁老年人患龋率达69.0%。其调查还指出，云南省其他经济发展水平低于昆明市，老年人的口腔卫生状况更差。一项对云南农村地区的调查结果显示[4]，2018～2019年涉及2263名年龄60岁及以上的受检者中，患龋率为95.6%；另一份在云南农村开展的口腔健康调查报告显示[5]，被调查的1175名65～74岁老年人中，患龋率为87.0%，而充填率只有 9.0%，由此可见云南农村地区老年人患龋情况相较昆明市严重。2010 年的一份研究表明[6]，贵州省老年人的龋病患病率是 67.6%，龋均为 2.90，其中城市老年人的患龋率为 58.3%，龋均为 2.27；农村老年人的患龋率为 76.8%，龋均为 3.52。贵州同云南一样，为多民族的西南省份，在梁燕等[7] 2015 年的调查报告中显示苗族、侗族老年人患龋率分别为 80.8%、84.6%。汤晔等[8]对 2016~2018 年间就诊于贵阳市口腔医院牙体牙髓科的患者进行调查发现，龋病居 60 岁及 60 岁以上老年人常见口腔疾病的第四位，但是就诊老年人中牙髓根尖周病患者中一半以上是由龋病导致的。四川是中国西部地区的经济发展高地，杜石玉等[9]以 1999~2000 年就诊于四川省人民医院口腔科门诊特诊室的 2960 名老年患者为调查对象，发现就诊的口腔疾病以龋病为首，占治疗牙人数的 37.3%。兰浩等[10] 2010~2011 年对四川北部老年人口腔健康状况进行了调查，结果显示，川北地区老年人群的患龋率为 50.0%，其中城市老年人为 42.8%，农村老年人为 57.8%。重庆是我国西南地区唯一的直辖市，李雅冬等[11]对重庆 3 个主城区和 3 个农村地区共 428 名老年人进行调查，结果显示，老年人的根面龋患病率为 48.8%。刘桥等[12]的调查结果显示，重庆市 65~74 岁老年人的根面龋病患病率为 60.8%，充填率却只有 2.2%。综上所述，云南、贵州、四川及重庆的老年人都存在患龋率高、充填率较低、农村较城区严重的情况。

二 西南地区老年人牙周病患病状况

牙周病是造成老年人牙齿缺失的第一原因[13]，针对 2013 年 9 月至 2014 年 1 月在昆明医科大学附属口腔医院进行口腔检查的 510 位老年人的调查[2]发现，471 人患有慢性牙周炎，29.5% 为晚期牙周炎；50.3% 为早期牙周炎；只有 20.2% 的老年人仅牙龈出血或牙石；在所有调查者中，无一人牙周状况完全健康。罗爱华等[14]针对 2013 年 7 月至 2015 年 6 月在贵州省人民医院进行口腔检查的 516 位老年人的调查发现，60 岁及以上老年人的牙周病患病率 53.1%。张曦鸿[15] 2013 年的调查结果显示，云南 13 个地区的 687 位

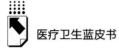

老年人中，牙周病患病率62.2%。65~70岁的老年人早期牙周炎和晚期牙周炎的患病率分别为48.4%和23.6%。云南宁洱、剑川65~74岁农村老年人口腔调查报告显示[5]，86.6%的老年人有牙龈出血，75.7%的老年人附着丧失大于3mm。张绍伟等[16]2005年对贵州老年人牙周健康状况进行调查，选择6个市、18个乡镇、36个居委会共792名受检者，结果显示，受检者中有72.1%的老年人检出牙龈出血，有高达92.2%的老年人检出牙石，42.2%的老年人有牙周袋，附着丧失检出率为52.9%。李沙[17]等则深入黔东南苗族侗族自治州，在65~74岁的老年人中，苗族、侗族老年人的牙龈出血检出率分别达到了53.9%、66.4%；牙石检出率分别是98.1%、83.0%；浅牙周袋检出率分别是12.5%、23.1%；深牙周袋检出率分别为1.0%、2.9%；附着丧失的检出率为26.9%、50.0%。张波[18]等对四川771名65~74岁老年人进行口腔检查，结果显示，牙龈出血、牙石、牙周袋、牙周附着丧失的检出率分别为83.8%、96.7%、30.6%、80.2%。万浩元等[19]对600名分别居住在重庆三个区的65~74岁老人进行口腔健康检查，结果显示，牙龈出血检出率为26.3%，牙石检出率为62.3%，同时得出，牙周袋4~5mm的检出率达到了23.0%。调查发现，老年人早期和晚期牙周炎患病情况重，牙周完全健康的老年人比例极低。其中牙龈出血、牙石检出率最高，其次为牙周袋检出率和牙周附着丧失检出率。总而言之，西南地区老年人牙周健康情况令人担忧，解决老年人牙周健康问题迫在眉睫。

三 西南地区老年人缺牙状况

顾兰和李罡[20]2012年的研究结果表明，云南省832位退休干部在健康检查中发现有710位缺牙，占比85.3%，其中601名患者为牙列缺损，占比72.2%，相对应修复率为63.2%；109名患者牙列缺失，占比13.1%，相对应修复率为90.8%。贵州学者王启惠[21]2003年对贵州科技大学1280位离退休职工的缺牙和修复状况进行了调查，结果显示，93.1%的老年人存在牙列缺损或牙列缺失，只有6.9%牙列完整，缺牙老年人的修复率达到了

86.7%；然而，此次调查以退休干部为主，这一群体老人的文化、经济条件相对都比较良好，所以此次调查具有一定局限性。2016年云南建水县老年人牙齿缺失及修复情况的调查报告[22]显示，582名老年人中，牙列缺损率、牙列缺失率、总患病率分别为73.0%、14.8%、87.8%，总修复率为33.7%，其中牙列缺损的修复率为24.0%，牙列缺失的修复率为81.4%。谢黎阳[3]对云南12个区县老年人进行调查，结果显示，90.1%的老年人牙列缺损，5.6%的老年人牙列缺失。对应修复率分别为36.4%、29.3%。李宁等[23]对黔东南苗侗寨的老年人调查发现，高达87.5%的苗侗族老年人有缺牙，却仅有21.0%苗侗族老年人镶牙。徐平平等[24~25]对成都市武侯区3个社区老年人的缺牙及镶牙情况进行调查，结果显示，该区老年人牙列完整率、牙列缺损率、牙列缺失率分别为11.0%、76.0%、13.3%，而可摘局部义齿修复率为39.4%，总义齿修复率为87.3%，其中不良修复率高达40.9%。2017年的一项研究表明，重庆荣昌区农村老年人牙齿缺失及修复的情况令人担忧[26]，在705名受检者中有高达86.8%的老年人有牙齿缺失，而缺失牙的老年人中仅28.0%的人安装了假牙。由此可见，西南地区老年人牙齿缺失情况严重，牙列缺损占比最重，牙列缺失相对较少，且修复率与缺损、缺失率不匹配，普遍偏低，农村地区尤为突出。

四 西南地区老年人口腔保健方法及就医行为

（一）口腔保健方法

刷牙作为最基本的口腔保健行为，也是维护口腔卫生的最佳途径。潘昀熙等[27]2016年针对贵州省老年人口腔健康行为的调查显示，1702名老年人中，每日一次刷牙的比例为48.4%，15.4%的老年人每日刷牙2次，高达21.3%的老年人的不刷牙；代芸洁等[28]2014年对黔东南苗侗族村寨老年人口的调查结果显示，黔东南苗族村寨居民的刷牙行为更差，3.0%的老年人从不刷牙，45.0%的老年人每日刷牙1次，无人每天刷牙两次或两次以上。

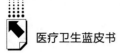

云南老年人的刷牙状况也不容乐观,杨云娟等[29]2010年的调查显示,479名老年人中,每天刷牙次数超过2次的只有29.7%。周佳梁等[30]2017年的调查显示,在203名老年人中,21.0%的人每天刷牙1次,56.7%的人每天刷牙2次,21.7%的人每天刷牙三次,此结果与调查对象有一定的关系,本次调查的老年人均为成都市11个中心区的13家养老机构的60岁以上老年人,他们在养老院得到了相对全面的照顾。而重庆荣昌区705名农村老年人中,近一半(43.3%)无刷牙习惯[26]。以上调查结果显示,绝大多数老年人一天只刷1次牙,少部分一天2次,仍存在着不刷牙的老年人。这其中的差异与老年人的生活环境、生活质量等有着一定的关系。刷牙仅能清除70.0%左右的牙菌斑[31],剩余的牙菌斑主要聚集在邻面,尤其是老年牙周病患者,其伴有牙龈萎缩、根面暴露、牙间隙较大等问题,邻面更容易藏纳食物残渣,形成牙菌斑,因此,邻面的清洁需要专门的工具,常见的有牙线、牙间隙刷、冲牙器等。第四次全国口腔健康流行病学调查结果显示,65~74岁老年人牙线使用率仅为0.8%[32]。西南地区老年人牙线、间隙刷、冲牙器使用率未见文献报告,还需要进一步调查研究,但根据刷牙情况来看,其在西南地区普及率不高,预测使用率也比较低。

（二）就医行为

潘昀熙等[27]的调查显示,有73.3%的老年人从没看过牙,城市有63.3%,农村有78.0%。代芸洁等[28]的调查中,苗侗寨老年人在牙疼时,有44.0%选择强忍不就医,仅有7%会选择就医;在接受调查的208名老年人中,仅有23.0%的老年人表示自己有就医行为;在看过牙的老年人中,30.0%的人选择去当地卫生院,仅有6.0%的人选择县级以上的口腔专科医院,而高达34.0%的人选择街边游医。曾利普[2]的调查发现,接受调查的昆明510名老年人中,80.0%以上从未进行过口腔卫生保健;只有1%的人每年能进行定期口腔检查。关于四川的调查结果显示[33]四川老年人口腔卫生服务利用率偏低,近一年来从未检查过牙齿的占50.3%,而有规律护理的比例只占1.7%。重庆荣昌区的705名农村老年人中,仅有19.9%的人在一年内看过牙[26]。由此可见，西南地区老年人口腔就医率极低，与高发的患病率不匹配。

综上，西南地区老年人口腔健康状况并不理想，离"8020"计划和我国现阶段"健康中国2030规划"还有很大差距。而且，在我国西南地区，老年人对口腔卫生的认识不足，也没有养成良好的口腔卫生习惯。因此，相应职能部门须加强对西南地区老年人的口腔健康教育，加大防控工作、优化配置；提升基层医师的口腔健康管理水平；加强对农村居民的口腔卫生保健工作。

参考文献

[1]《第七次全国人口普查公报（第五号）》，国家统计局国务院第七次全国人口普查领导小组办公室。

[2] 曾利普：《昆明市以医院为基础的老年人口腔健康状况及影响因素研究》，昆明医科大学硕士学位论文，2014。

[3] 谢黎阳：《昆明市老年人牙缺损/失与修复状况及相关影响因素研究》，昆明医科大学硕士学位论文，2018。

[4] 丁慧、姚兰：《云南省农村60岁以上老年人口腔健康状况对生命质量的影响》，《昆明医科大学学报》2021年第5期。

[5] 丁慧、姚兰：《云南省农村65~74岁老年人牙周状况及其相关因素》，《昆明医科大学学报》2021年第4期。

[6] 张剑、张绍伟、刘建国等：《贵州省老年居民恒牙冠龋情况调查及相关因素分析》，《现代预防医学》2010年第18期。

[7] 梁燕、倪莹、何俊丽等：《贵州省黔东南州苗族、侗族村寨龋病调查》，《牙体牙髓牙周病学杂志》2015年第8期。

[8] 汤晔、石碧、杨先容等：《老年人牙体牙髓病的患病情况调查》，《口腔医学研究》2019年第3期。

[9] 杜玉石、陈秀梅、陈思娅：《成都市2960名老年人口腔疾病的临床分析》，《四川医学》2003年第3期。

[10] 兰浩、师敏、杜钰琳等：《四川北部地区老年人恒牙龋情况调查及相关因素分析》，《健康必读》（下旬刊）2012年第4期。

[11] 李雅冬、李奕、彭方毅等：《重庆市老年人口腔健康现状及影响因素分析》，

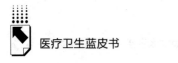

《重庆医学》2016 年第 31 期。

[12] 刘桥、林居红、王金华等：《重庆市老年人根面龋流行病学抽样调查报告》，《重庆医科大学学报》2008 年第 12 期。

[13] 胡德渝：《我国口腔健康、疾病趋势及发展方向》，《中国实用口腔科杂志》2009 年第 9 期。

[14] 罗爱华、谢红、岳朝晖等：《中老年牙周病流行趋势现状及其相关危险因素》，《中国老年学杂志》2016 年第 17 期。

[15] 张曦鸿：《昆明市老年人口腔健康状况及其生活质量相关性研究》，昆明医科大学硕士学位论文，2015。

[16] 张绍伟、马丽霞、张剑等：《贵州省 65～74 岁老年人牙周情况调查分析》，《陕西医学杂志》2009 年第 2 期。

[17] 李沙：《贵州省黔东南苗侗族人群牙周状况流行病学初探》，贵州医科大学硕士学位论文，2016。

[18] 张波：《四川省老年人口腔健康状况、口腔保健行为调查分析》，四川大学硕士学位论文，2006。

[19] 万浩元、贾艳、刘锐等：《重庆市区老年人牙周健康指数调查及相关因素分析》，《检验医学与临床》2019 年第 20 期。

[20] 顾兰、李罡：《云南老年人的牙缺失及修复情况调查》，《中国卫生产业》2012 年第 10 期。

[21] 王启惠：《贵州工业大学 1280 名离退休人员缺牙与修复情况调查》，《右江民族医学院学报》2004 年第 6 期。

[22] 孙建波：《建水县农村中老年人的牙缺失修复情况调查》，《中国社区医师》2016 年第 3 期。

[23] 李宁、吴巧丹、代芸洁等：《贵州省黔东南苗族、侗族老年口腔现状调查》，《贵州医药》2017 年第 5 期。

[24] 徐平平、申晓青、陈慧美等：《社区老年人的牙齿缺失情况调查》，《第一军医大学分校学报》2000 年第 1 期。

[25] 徐平平、陈慧美、申晓青等：《成都市社区老年人义齿修复情况调查》，《中国老年学杂志》2005 年第 1 期。

[26] 王雪、傅要武、夏培培等：《重庆市荣昌区 705 名农村老年人口腔健康状况调查及影响因素分析》，《现代预防医学》2017 年第 1 期。

[27] 潘昀熙、张益霞、谢阳等：《贵州省老年人口腔卫生健康行为分析》，《微量元素与健康研究》2016 年第 4 期。

[28] 代芸洁、李蕙兰、李晓署等：《贵州省黔东南州苗侗族村寨老年人口腔卫生服务需求分析》，《贵州医药》2018 年第 4 期。

[29] 杨云娟、许雯、杨永芳等：《云南省老年人口腔卫生健康行为现状及影响因素

分析》，《医学与社会》2016 年第 2 期。

［30］周佳梁、刘毅、汪普瑞等：《成都市养老机构老年人口腔保健状况及影响因素分析》，《中国农村卫生事业管理》2018 年第 6 期。

［31］Kalsbeek, H. , et al. , " Trends in Periodontal Status and Oral Hygiene Habits in Dutch Adults between 1983 and 1995", *Community Dent Oral Epidemiol*, 2000, 28（2）.

［32］王兴主编《第四次全国口腔健康流行病学调查报告》，人民卫生出版社，2018。

［33］张斌、雷蕾、陈虹等：《牙科就诊与四川省老年人口腔状况关系的研究》，《2018 年中华口腔医学会第十八次口腔预防医学学术年会论文汇编》，2018。

口腔疾病预治篇
Oral Disease Prevention and Treatment Reports

B.5
老年人龋病患病特点及防治原则

潘 洁*

摘 要： 龋病是口腔最为常见的疾病，贯穿人的一生，与个人的全身健康密切相关。老年人由于各种全身疾病的多发和器官的增龄性变化，龋病的发生部位和发展过程都有其特点。针对这些特点，对老年人的龋病预防措施不仅包括饮食习惯的指导，还要强调口腔保健方式的多样化和便捷性，更重要的是加强老年人对龋病的重视。对于已经发生龋病的老年人，治疗时除了遵循龋病治疗的基本原则，还要考虑到老年患者全身健康和心理生理的特点，根据龋病的发生位置、严重程度选择适宜的治疗手段和充填材料，最终为患者提供个性化的防-控-修复一体的治疗计划。

关键词： 龋病 老年人 根面龋

---

* 潘洁，博士，北京大学口腔医院综合科主任、主任医师，主要研究方向为牙髓显微外科、低温等离子体在口腔医学中的应用。

龋病是在以细菌为主的多种因素影响下，牙体硬组织发生慢性进行性破坏的一种疾病，表现为无机质的脱矿和有机质的分解。目前大家公认的"四联因素理论"指出，细菌、食物和宿主相互作用足够的时间才能引起龋病的发生。龋病的发生贯穿人的一生，世界卫生组织曾将龋病列在肿瘤和心脑血管疾病之后，作为影响人类健康的第三大非传染性疾病。老年人龋病只是发生对象特定，但发病的主要因素与其他年龄段龋病相同。随着年龄的增加，老年人口腔组织器官会发生增龄性变化，使老年龋病的发生有其自身特点。同时，老年人还会有很多全身疾病，会影响到饮食习惯和生活自理能力，而相应的药物治疗也会增加一些致龋的风险因素，这些因素都会直接或间接影响到龋病的发生和发展。第四次全国口腔流行病学调查结果显示，65~74 岁年龄组老年人恒牙患龋率 98.0%，恒牙龋均 13.33，恒牙根龋的患病率为 61.9%，根龋龋均为 2.64，根龋中龋补构成比分别为 97.0% 和 3.0%[1]。数据表明，老年人牙齿龋病的患病率较高，根面龋更为多见，但治疗率并不理想，严重影响老年人的口腔健康和全身健康。我国已步入老龄化社会，开展对老年患者龋病的研究和防治工作显得格外重要。

一　老年人龋病的患病特点

（一）病因

1. 细菌及菌斑微生物

细菌是龋病发生的先决条件。老年人的唾液腺体发生增龄变化，细胞成分减少、纤维成分增加，唾液分泌量减少，导致唾液的机械冲洗作用减弱；同时唾液中的抗菌成分也相应减少，细菌在口腔内更易定居。另一方面，随着年龄的增加，牙体磨耗加重，牙周疾病导致的牙龈退缩，邻间隙、牙颈部和牙根暴露，增加了牙齿表面的细菌滞留区，有利于牙菌斑的形成和成熟[2]。上述因素都增加了老年人患龋尤其是根面龋的风险。

研究显示，老年人口腔中微生物群落会发生变化，70 岁以上的健康老

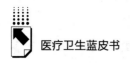

年人唾液中乳杆菌和葡萄球菌的比例明显升高，80 岁以上健康老年人唾液中的白色念珠菌明显增加[3]。在老年人常见的根面龋中，变异链球菌、放线菌和乳酸杆菌成为根面龋的优势菌。最新的研究显示，根面龋菌斑中除细菌外，还普遍存在真菌，白色念珠菌是其中最主要的真菌种类[4]。白色念珠菌和黏性放线菌作为口腔常驻共生菌群，具有产酸，耐酸和酵解有机物等性能，在根面龋发生、发展中扮演着重要角色[5]。

2. 宿主

可摘局部义齿是很多缺牙老年人的修复选择，而粗糙的义齿基托表面为白色念珠菌提供了更多的黏附面积和有利的菌斑形成环境。可摘局部义齿的不良设计或不正确的佩戴习惯会加重基牙的牙龈退缩和菌斑滞留，而老年人的免疫机能降低，对致病菌的易感性增加，使得根面龋的发生率增加。

老年人在患有严重的全身性疾病（如脑血栓、脑梗死后遗症及阿尔茨海默病等）时，由于日常生活的自理能力下降，刷牙、使用牙线等的菌斑清除效果难以保障。此外，老年人患肿瘤的危险性升高，接受化疗的老年肿瘤患者的口腔中能够分离到较多的白色念珠菌和一些非口腔来源的机会致病菌；如果是头颈部肿瘤，在放疗的过程中会影响涎腺功能，减少唾液分泌，也增加了患龋的风险。老年人合并全身慢性疾病时，会出现多药共用的现象。药物的使用可能会通过以下几种方式导致根面龋的风险增加：①引起唾液流速及组成成分的变化，促进细菌的黏附与生长；②引起骨代谢异常，对硬组织矿化产生不利影响；③引起血糖升高，导致口内环境 pH 值下降；④诱导免疫抑制，增加龋病发生风险[6]。

牙根部硬组织主要由牙骨质和牙本质构成，有机物含量较釉质高，因此根面龋发展的过程不仅包括硬组织脱矿，还涉及复杂的有机物降解过程。牙骨质的矿物含量低于牙釉质，当 pH 值<6.4 时，牙骨质即可发生脱矿，因此根面牙骨质龋通常进展较快[7]。

3. 食物

食物中的成分可以直接对牙面产生作用，或作为致龋菌的反应底物生成致龋成分作用于牙面。蔗糖是致龋性最强的食物，蔬菜和肉类由于对牙齿有摩擦和清洁的作用，可以起到抑制龋齿的效果。一方面，老年人由于牙齿磨耗和牙龈退缩等增龄性变化，原有的牙齿邻面接触丧失，牙间隙增大，更容易出现纤维类食物的嵌塞，从而导致这类食物摄入的减少，影响了咀嚼过程中食物对牙齿的清洁作用；另一方面，老年人随着年龄增加会有牙齿缺失或佩戴义齿，由于咀嚼效率的下降更倾向于软糯的食物，这类食物有可能含糖量增加，食物残屑也更容易附着于牙面不易清除，增加了患龋的风险。

4. 时间

即使致龋细菌、食物和易感宿主同时存在，龋病也不会立即发生。口腔微环境经历脱矿到再矿化的多个动力学循环，从初期龋到临床形成龋洞是一个较长的过程，一般需 1.5 ~ 2 年。但是对一些伴有特殊情况的老年人，例如接受头颈部放疗，或其他原因导致唾液分泌减少，口腔自主清洁能力下降，也会在短时间内出现多颗牙齿的龋坏。

5. 其他相关因素

对于老年龋病中常见的根面龋，文献指出，烟草摄入与根面龋的发生呈正相关，而含氟牙膏的使用、适度饮茶、定期口腔检查、稳定的收入和良好的教育程度与根面龋呈负相关[6,8]。

（二）临床表现

龋齿临床表现主要是牙齿颜色、形态、质地的变化和患者的主观感觉。龋齿的颜色从早期的白垩色可发展为棕黄色，进而出现牙体组织的实质性缺损，形成龋洞。患者在龋齿早期一般没有症状，当龋波及牙本质层时，会出现温度刺激敏感和食物嵌塞后的不适，随着龋齿深度的增加，症状也会更明显。

发生于牙根面的龋，主要波及牙骨质，表现为边界不清的浅碟状缺损。龋坏从牙骨质侵入牙本质时，多向根尖方向发展，一般不向冠向发展侵入釉质。由于牙骨质较薄，根面龋很快会波及下方的牙本质，成为牙本质龋，引起患者的温度敏感症状[9]。严重者破坏牙本质深层，造成根管牙体硬组织严重缺损，使牙齿抗力下降，在咬合时增加了牙齿折断的风险。根面龋还可

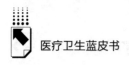

以表现为环状龋损，多发生在釉牙骨质界处有牙本质暴露的牙齿，龋沿牙齿颈部呈环状扩展，可环绕整个根面。

根面龋可分为活动性龋和静止性龋，前者表现为龋的进行性发展，需要及时干预和终止发展，后者病损不再发展或进展缓慢，通过使用含氟牙膏可有效控制，因此需要在临床检查中仔细甄别[6]。探诊可以感知病损的质地和变化，但部分根面龋的边缘可能位于龈下，无法直视，会影响到检查者对龋损范围检查的准确性，临床医生在检查时需格外注意。

由于各种因素导致老年患者口干（如头颈部放疗或唾液腺功能障碍），会在短时间内出现多个牙齿的龋坏，甚至波及一些不常发生龋坏的牙面，在临床见到这种情况需要关注患者的全身健康状况。

二　老年人龋病的预防原则

（一）控制菌斑

细菌是主要的致龋因素，因此防龋的关键环节是控制和清除菌斑。控制菌斑包括控制菌斑的数量、滞留时间以及致龋菌的毒性作用，主要依靠患者自身，具体包括以下方法[10]。

刷牙是清除菌斑的主要方法，而牙线/牙间隙刷可以有效清除邻面牙菌斑和食物碎屑，建议在刷牙后进行。在用完牙线/牙间隙刷后，还可以用冲牙器冲洗牙间隙及整个口腔，保持口腔清洁。建议餐后用清水漱口，用力鼓动口腔，含漱30秒后吐出，不仅可以清除口腔中的食物碎屑，还可以有效稀释食物产酸的作用。对于佩戴义齿的患者，要教会他正确佩戴义齿的方法，强调义齿和基牙的清洁。对于由于全身疾病或后遗症导致行动不便、不能自如刷牙、漱口的老人，需要请其他人用合适的工具帮助清洁口腔，减少患龋风险。

（二）使用氟化物

氟化物是迄今为止被证明最有效的预防龋病齿的化学物质，它主要通过局部加强牙齿结构，抑制脱矿过程和增强再矿化达到防龋目的。个人可使用含氟的口腔保健品，如含氟牙膏或含氟漱口水。对于患龋风险高的老年人，可以由口腔专业人员在医疗机构使用一些高浓度氟化物，如氟涂料、氟凝胶和氟溶液等[7,11]。此外，海产品、豆类产品和茶叶中都含有适量的氟，个人也可以通过饮食合理摄氟来提高牙齿的抗龋能力。

预防老年人常见的根面龋，推荐由专业人员每年使用一次氟化氨银（SDF），自己每天使用含有无定型磷酸钙（ACP）+250ppm氟化钠的牙膏[12]。氟化氨银在预防和控制老年人根面龋方面的作用近年来得到广泛认可，虽然可能有病损区域变黑的副作用，但多数患者还是可以接受的[13]。

（三）限制含糖食品，增加含纤维的食物

含糖食物是主要的致龋食物，尤其是含糖量高、黏性大而不易清除的食物。因此，建议老年人不仅要减少糖的摄入总量，还要减少含糖食品摄入的频次，同时强调进食后刷牙、使用牙线/牙间隙刷和漱口的重要性。对于喜好甜食的老年人可以推荐使用糖的替代品（如木糖醇、山梨醇等）。

含纤维的食物（如蔬菜）一般不具致龋性，同时还有利于牙面菌斑的清除，因此建议在每餐的后半程多食用纤维类食物。

（四）定期进行口腔健康检查

预防龋病，定期进行口腔检查是非常重要的，主要目的是早发现早治疗，将龋病的危害降到最低。对于不同的老年人群，定期口腔检查的间隔时间并不是千篇一律。建议龋病低风险的老年人每6~12个月进行一次口腔检查，龋病中高风险（如多种原因引起的唾液减少、戴用可摘局部义齿、喜甜食等）的老年人，建议每3个月进行一次口腔检查，并给予必要的预防措施（如氟化物涂布和饮食指导）。

需要强调的是，老年人龋病预防是一个综合防治的过程，不仅要重视口腔保健，还要重视老年人的全身健康和心理健康。只有在身心健康的基础上，才能真正有效地搞好口腔保健，保证老年人各项口腔预防措施的自我落实[2]。

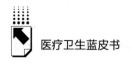
三　老年人龋病治疗原则

（一）以龋病风险评估为基础，制订个性化防-控-修复一体的治疗计划

仔细检查患者口腔状况后，得到明确龋病诊断（包括龋病的严重程度和活跃性），在此基础上，评估患者的患龋风险因素，为患者制订个性化的龋病治疗计划。龋风险评估是指在一段时间内对患者患有新发龋损的概率的预测过程，是指导临床医生制订龋病管理方案时的基石。评估系统中涵盖的风险因素有患龋经历、唾液、饮食、全身情况、氟暴露和菌斑[14]。对老年患者进行龋风险评估时，由于老年人器官的增龄性变化、全身疾病的患病率增加以及牙齿缺失可能带来的饮食结构变化都会影响到患龋的风险，因此在上述因素中，尤其要注意患者的患龋经历、唾液情况、饮食习惯和全身状况。根据风险评估结果，结合龋病的诊断，为老年患者制订涵盖全身疾病控制、饮食指导、口腔卫生指导（包括正确的刷牙方法，使用含氟牙膏，牙线/牙间隙刷/冲牙器的使用，定期口腔检查等）和龋病治疗的全面计划。使其具备正确的牙科就诊态度和主动预防早期龋的主观愿望，防止、减少和控制龋的进一步发生。

针对已经发生龋病的牙齿，在考虑患者口腔及全身情况的基础上，及时终止病变发展、防止对牙髓的损害、恢复牙齿的外观和功能，减少龋病再次发生的风险，即为患者制订个性化的防-控-修复一体的治疗计划[10,15]。

（二）不同阶段龋齿的治疗原则

根据国际龋病分类与管理系统（International Caries Classification and Management System，ICCMS）将龋病诊断根据进展的深度和活跃程度分为无龋损、早期活跃龋、早期静止龋、中期活跃龋、中期静止龋、晚期活跃龋和晚期静止龋[15]。

对于未形成龋洞的早期龋，可通过改变局部环境，去除致病因素，使用氟化物和再矿化措施等非手术治疗的方法进行处理，并定期复查观察龋的进展情况。对于早期静止龋，可不做有创的治疗。老年人根面早期龋的龋坏深度仅限于牙骨质或牙本质浅层，龋病范围浅而平坦，呈浅棕色，探诊或牙线检查有粗糙感。当龋病部位颜色较深且易于自洁时，可采用药物治疗（如氟化物和氯己定）、再矿化治疗（人工配制的再矿化液，含有一定浓度的钙、磷、氟）和其他非手术治疗终止或消除早期龋[11]。含氟涂料和38%氟化氨银溶液是控制根面龋最常用的专业涂氟产品。对于已经发展为早期静止龋的根面龋，推荐由专业人士每3个月使用1次含有22500ppm氟化钠的洞漆，或自己每天使用含4500~5000ppm氟化钠的牙膏[12]。

对于已经形成龋洞的中期龋，多数属于活跃龋，在控制菌斑和患龋风险因素的基础上，进行微创修复治疗。如果中期龋没有得到及时控制发展为晚期龋，可能达到临床上深龋的程度，治疗的原则是及时终止龋病发展，保护牙髓，促进牙髓的防御性反应，需采取手术方法进行充填治疗，恢复患牙的咀嚼功能。深龋去腐时，应遵循循序渐进和微创的原则，以牙本质硬度作为去腐的标准，尽量保留未脱矿和可再矿化的牙体组织，保存活髓，使用分次治疗技术或一次充填的方式完成治疗。

（三）老年患者龋齿修复的治疗原则

对于成洞的龋齿，可采用直接充填或间接修复的方法恢复牙齿外形和功能，在治疗时应遵循以下原则。

1. 去除龋坏组织

龋坏的牙体组织中含有大量细菌和细菌毒素，去净龋坏组织才能阻止病变的进一步发展。目前多数学者的共识是，靠近髓腔的龋坏深层为受龋坏影响的牙本质（韧状或革状牙本质），虽已软化，但无细菌侵入，具有再矿化的能力，应予保留。但对于位于窝洞边缘的脱矿牙体组织，不宜保守，需彻底去除，否则会降低洞缘的封闭性，增加微渗漏，是远期治疗失败的主要原因。

2. 保护牙髓组织

当龋坏波及牙本质，就会对牙髓产生间接影响。一旦牙本质暴露，遭

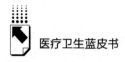

受外界刺激或损伤时，牙髓均会发生应答反应，因此在龋齿治疗的操作过程中，要避免由于医源性操作不当可能对牙髓带来的损伤，同时还要考虑到老年人群多伴有全身系统性疾病，对酸甜刺激的敏感性增加，反应速度变慢等。因此操作时要轻柔仔细，保证高低速手机的降温装置，必要时在局麻下进行操作，减小对牙髓的不可逆性损伤。在恢复患牙结构时，合理选择充填材料，做好对牙髓的保护，兼顾充填体的强度、美观和边缘密合性。

3. 尽可能保留健康牙体组织

在去除龋坏组织、预备充填洞型的过程中，为了获得良好的通路和固位，有时不得不牺牲部分正常的牙体组织，但仍要坚持保留健康牙体组织的原则，合理使用各类工具（如微创车针）和材料，达到理想的修复效果。对于全身条件较差或有牙科恐惧症的老年患者，还可使用 ART（Atraumatic Restorative Treatment）技术，即仅用手用器械去除龋坏组织，避免牙钻产生噪音给患者带来的刺激和可能对牙髓的损伤，同时结合使用化学去腐药物（如 Carisolv），做到龋坏组织的彻底去除，保证最后的充填效果，简化整个治疗过程[7]。

4. 选择合适材料进行窝洞充填

针对老年患者，根据龋的位置，选用操作便捷、粘接性能好、耐磨性好、与牙色相近的材料充填。如复合树脂、玻璃离子水门汀（GIC）、树脂改良型玻璃离子（RMGIC）、聚酸改性的复合树脂等。对于龋风险高的患者，推荐在充填治疗的基础上配合氟化物的定期使用，降低充填后继发龋和再发龋的风险。

对于一些丧失行动能力或存在意识障碍的根面龋老年患者，当常规治疗和 ART 技术都难以进行时，可以选择由专业人员使用 38% 的氟化氨银液体进行根面龋的处理，或者 40% 氟化银与 10% 氟化亚锡联合使用，达到阻止根面龋发展的效果。

有学者提出对于早期根面龋，使用树脂封闭剂或渗透树脂来阻止龋的发展，但并未有充分的文献证据证明其有效性[7,16]。对临床而言，开发针对白色念珠菌和黏性放线菌的新型修复材料可以作为根面龋防治研究的新方向[5]。

参考文献

［1］王兴主编《第四次全国口腔健康流行病学调查报告》，人民卫生出版社，2018。

［2］刘洪臣主编《老年口腔医学》，人民军医出版社，2002。

［3］高学军主编《临床龋病学》第 2 版，北京大学医学出版社，2013。

［4］Dige, I., Nyvad, B., "Candida Species in Intact in Vivo Biofilm from Carious Lesions", *Archives of Oral Biology*, 2019, 101.

［5］熊开新、邹玲：《白色念珠菌、黏性放线菌与根面龋相关性的研究进展》，《国际口腔医学研究进展》2021 年第 2 期。

［6］李果、程兴群、吴红崑：《老年人根面龋相关危险因素的研究进展》，《中国实用口腔科杂志》2021 年第 6 期。

［7］郭佳杰、仇丽鸿：《根面龋的预防与治疗》，《中华口腔医学杂志》2021 年第 1 期。

［8］Lo, E., et al., "Factors Associated with Dental Root Caries: A Systematic Review", *JDR Clinical & Translational Research*, 2020, 5 (1).

［9］周学东、岳松龄主编《实用龋病学》，人民卫生出版社，2008。

［10］高学军、岳林主编《牙体牙髓病学》（第 2 版），北京大学医学出版社，2013。

［11］吴补领、赵望泓：《老年根面龋诊疗指南（讨论稿）》，《中华老年口腔医学杂志》2016 年第 2 期。

［12］Gluzman, R., et al., "Prevention of Root Caries: A Literature Review of Primary and Secondary Preventive Agents", *Special Care in Dentistry*, 2013, 33 (3).

［13］Heloisa, O. B., et al., "Controlling Dental Caries in Exposed Root Surfaces with Silver Diamine Fluoride: A Systematic Review with Meta-analysis", *Journal of the American Dental Association*, 2018, 149 (8).

［14］杨琳、张君平、李继遥：《龋病风险评估系统的研究进展》，《牙体牙髓牙周病学杂志》2015 年第 3 期

［15］陈智、张露：《基于龋风险评估的龋病治疗计划》，《中华口腔医学杂志》2021 年第 1 期。

［16］Meyer-Lueckel, H., et al., "How to Intervene in the Root Caries Process? Systematic Review and Meta-Analyses", *Caries Research*, 2019, 53 (6).

B.6
老年人非龋性牙体硬组织疾病
患病特点及防治原则

张志宏　刘红红*

摘　要： 非龋性牙体硬组织疾病是老年患者常见、多发的口腔疾患，主要包括磨损、楔状缺损、牙本质过敏、牙隐裂、牙折和牙根纵裂，会导致老年患者出现牙齿敏感、咀嚼食物不适或疼痛等症状。老年患者非龋性牙体硬组织病的治疗以提高患者的生活质量、缓解临床症状、保留患牙为目标，须结合患者的全身情况综合分析并制订方案，治疗的同时还须加强相应的防治规划和措施。

关键词： 老年人　非龋疾病　牙体硬组织　增龄改变

　　非龋性牙体硬组织疾病是老年人常见的、多发的口腔疾患，主要包括磨损、楔状缺损、牙本质过敏、牙隐裂和牙折等。其产生原因较多，是多因素协同作用的结果，如牙齿增龄性变化，也可因饮食习惯、生活习惯和牙齿发育等原因导致。该类疾病会导致牙齿形态和功能的变化，引起牙齿敏感、咀嚼食物不适或疼痛等临床表现，对老年患者非龋性牙体硬组织疾病的治疗应综合患者的全身情况与临床症状，制订治疗方案，以消除疾病引起的风险和症状，做到早诊断早治疗，同时，应加强卫生宣教，提高老年患者的就医意识，降低非龋性疾病给患者带来的危害。

* 张志宏，中国科学技术大学附属第一医院（安徽省立医院）口腔医学中心主任、主任医师，主要研究方向为牙体病、颅颌面种植；刘红红，中国科学技术大学附属第一医院（安徽省立医院）副主任医师，主要研究方向为口腔修复学。

一 牙体磨损

牙体磨损是指排除龋病、外伤等因素，因牙面与牙面之间、牙面与食物之间的单纯机械摩擦作用而造成的牙体硬组织缺损，通常多见于老年患者，是常见的牙齿增龄性变化之一。根据磨损程度与年龄的关系可分为生理性磨损和病理性磨损两种，也可根据磨损位置分为𬌗面或切端磨损和邻面磨损。

（一）老年人牙体磨损的病因

年龄增长是老年人牙体磨损的一个主要原因，磨损的程度与个人的饮食习惯、刷牙方式、不良习惯（咬硬物、偏侧咀嚼、夜磨牙和紧咬牙等）、牙齿数量、牙齿发育情况和咬合关系等因素有关[1]。

（二）老年人牙体磨损的临床表现

生理性的磨损可去除早接触点，降低牙尖高度，减少侧向力，保护口颌系统不受过大𬌗力的影响，也可适应牙周组织的增龄性变化，具有生理性意义。

磨损程度与年龄增长明显不符时为病理性磨损，可导致牙体、咬合、肌肉以及颞下颌关节的损伤，具体表现为以下五个方面。

（1）继发性牙本质、修复性牙本质的形成速度比磨损速度慢，无法及时封闭暴露的牙本质小管，则会引起牙本质过敏症甚至牙髓疾病。

（2）病理性磨损通常会造成全口牙列的不均匀缺损，功能尖过低和非功能尖高耸，从而导致侧向力过大，引起牙折等损伤。

（3）过锐的牙尖和边缘还可能刺激周围的软组织，形成溃疡或者其他黏膜改变。

（4）病理性磨损带来的垂直高度降低，会引起面下 1/3 变短，面容苍老，引起咀嚼肌功能异常，颞下颌关节紊乱，导致咀嚼时疼痛、弹响等临床

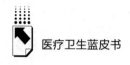

症状。

（5）因牙齿在咀嚼时有一定的生理动度，随着年龄的增长，邻面接触区会不断变化，病理性磨损后会引起接触区丧失[2]，出现食物嵌塞，引发牙体和牙周组织疾病。

（三）老年人牙体磨损的治疗

缓解磨损带来的临床症状是老年人牙体磨损的治疗目标。根据牙本质过敏的发病机制可用物理和化学方法单独或联合应用封闭牙本质小管，安抚牙髓神经，但当牙髓已有不可逆损伤时应及时进行牙髓、根管治疗。

磨除尖锐的牙尖和边缘，调整咬合，避免过大的侧向力造成的牙体组织劈裂，并保护软组织。

严重磨损造成的垂直距离降低，进而引发颞下颌关节和口颌肌群不适等可选择系统性地咬合重建，循序渐进，及时调整，以恢复患者的口颌系统健康。

二　楔状缺损

楔状缺损是多发于老年人牙颈部的非龋性牙体缺损，好发于前牙的唇面和后牙的颊面，也可发生于舌面或腭面。

（一）老年人楔状缺损的病因

楔状缺损产生的原因一般认为是横刷牙的机械摩擦和酸蚀作用，牙颈部是釉质和牙骨质交界处，组织结构较薄弱，不当的刷牙方式和酸蚀作用易造成颈部楔状缺损的发生。

𬌗力也是楔状缺损的发病原因之一，牙颈部是应力集中的部位。正常范围内的侧向和轴向𬌗力均会增加楔状缺损的患病率，创伤性𬌗力会增加楔状缺损的发病率并加重损伤程度。

（二）老年人楔状缺损的临床表现

楔状缺损进展的程度不同可引起不同的临床表现。缺损局限在牙釉质内可无症状；缺损区牙本质小管暴露可有牙本质敏感症状；当缺损累及牙髓时，会引起牙髓炎或根尖周炎的症状。

（三）老年人楔状缺损的预防与治疗

根据楔状缺损产生的原因和程度的不同，处理方式有以下几种。

（1）建议患者改变刷牙的方式，选择软毛牙刷，避免过大的机械摩擦造成牙颈部缺损。

（2）调整牙尖高度和斜度，减少创伤性𬌗力，降低牙颈部应力也可一定程度预防楔状缺损。

（3）对已产生的楔状缺损，无症状可不处理；缺损较大有牙本质敏感症状时可采用复合树脂或玻璃离子水门汀充填治疗；有牙髓或根尖周炎症状者应先行根管治疗后树脂充填或桩核全冠修复。

三　牙本质过敏症

牙本质过敏症，是指暴露的牙本质受到包括机械、化学、温度、渗透压等生理范围内的刺激后，引起的短暂而剧烈的疼痛，并且不能归于其他特定原因的牙体疾患。

老年牙本质过敏症可发生于牙齿的任何部位，最常见于牙齿唇颊侧的颈部、𬌗面及牙根部。它是多种牙体疾病共有的症状，不能被诊断为单独一种疾病。

（一）老年人牙本质过敏症的病因和临床表现

增龄性变化或病理性因素是牙本质过敏的常见因素。老年牙本质过敏症的疼痛主要的表现是刺激痛，疼痛时间短而剧烈。临床常用的检测方法有探

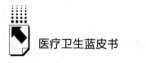
诊法、温度实验及患者的主观评价，其中探诊法是检查牙本质过敏症最常用的简单方法，即用探针的尖端轻划牙齿的可疑部位，观察患者的反应[3]。

（二）老年人牙本质过敏症的治疗

以缓解临床症状为主，主要有以下几种方式。

1. 药物治疗

药物治疗是牙本质过敏症的首选治疗方案。所用药物称为脱敏剂，主要原理是封闭牙本质小管。常见的药物有氟化物、氯化锶、氟化铵银、碘化银等。

2. 激光脱敏

用激光脱敏时，能量的输出参数至关重要，目前临床应用较多的是 Nd：YAG 激光，功率范围 0.75~15W，照射敏感区每次 0.5s，8~20 次为一疗程，临床应用时还应根据敏感区域的牙本质厚度、敏感区大小及患者的耐受能力等调整。

3. 树脂类处理

牙本质黏合剂可缓解牙本质敏感症，目前最常用的是以覆盖作用为主的自酸蚀粘接脱敏剂。其中的树脂单体聚合后与牙本质胶原纤维网形成混合层，同时将牙本质小管阻塞。

4. 修复充填治疗

如使用药物和激光脱敏无效，牙本质过敏的症状已经影响到患者的日常生活时，可考虑敏感部位的充填治疗、冠修复，甚至是根管治疗。

四　牙隐裂

牙隐裂是牙体表面的细小裂纹，不易发现，是老年牙体非龋性疾病中的常见病，有较高的发生率。

（一）老年人牙隐裂的病因

牙隐裂是导致老年人牙齿缺失，牙体缺损或牙髓、根尖周病变的主要原因。老年患者的牙隐裂同样是多因素协同作用产生的创伤性𬌗力引起的牙体疾患，主要致病因素可分为发育因素、𬌗力因素和牙体组织结构的变化等。牙体本身的矿化不全导致牙体有机成分比例降低，无机成分增加，脆性变大，发育窝沟异常等因素均降低了牙体组织的强度；而创伤性的𬌗力，如硬物造成的𬌗创伤，不良咀嚼习惯及牙外伤等多因素的共同作用，会导致牙隐裂的产生。

（二）老年人牙隐裂的临床表现

老年患者的牙隐裂同样常表现为咀嚼时不适或出现定点性咬合痛，咬合停止，疼痛消失；随着牙隐裂深度和范围的加深和扩大，临床表现逐步加重：裂纹达到牙本质层时可出现咬到特定位置时疼痛，冷热酸甜等刺激痛；裂纹深至牙髓和牙根可出现牙髓刺激症状和根尖周疾病的症状；进一步发展，牙齿可出现折裂，可以是冠部，或累及部分甚至全部牙根。

牙隐裂与急性牙髓炎、牙本质敏感症和可复性牙髓炎症状类似，应注意结合临床检查进行鉴别。常规检查包括叩诊、探诊、温度测试和牙髓活力测试，对牙隐裂的判断均具有积极的意义；特殊检查包括咬合法、透照法、染色法、显微技术和超声技术等，可根据设备和材料情况进行选择[4]。

（三）老年人牙隐裂的治疗和预防

根据牙隐裂发展程度的不同和患者的主诉选择治疗方法。首先降低隐裂牙的咬合创伤点及对颌的牙尖高度；裂纹较深时应进行全冠修复，保护患牙；是否进行牙髓和根管治疗与裂纹深度有关，无牙髓症状时应保留活髓，有牙髓或根尖周病变时应先进行相应治疗。

老年人的牙隐裂的预防为定期检查，及时调整磨损不均匀的牙尖和边缘，早期诊断和处理，避免或减少失牙情况的发生。

五 牙折

牙折是由外力引发的牙体硬组织疾患，是老年人的常见病和多发病，随着年龄的增长明显增加。

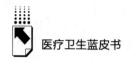
（一）老年人牙折的病因

因牙体组织的磨损、龋齿、楔状缺损、隐裂、牙体组织有机成分下降、脆性增加等原因导致牙体抗力降低，同时不良习惯和创伤性𬌗力的共同作用，会导致牙体硬组织的折断。

（二）老年人牙折的临床表现

根据牙折程度和位置的不同可分为切端/牙尖折裂、冠折、根折和冠根折等。

老年人牙折的临床症状与其程度和位置密切相关，不涉及牙髓的牙折可表现为无症状，或感觉牙齿边缘尖锐；当折断位置近髓时可有冷热酸甜的敏感症状甚至出现牙髓症状；当折断位置波及牙髓或涉及牙根时可出现牙髓和根尖周炎症或牙齿松动等相应的症状。

（三）老年人牙折的治疗和预防

根据折裂的位置和深度采取不同的治疗方法。调磨尖锐边缘和粗糙面缓解患者的触感异常；局部较敏感时可进行脱敏治疗；未露髓的折断牙可进行充填治疗、嵌体或全冠修复；涉及牙髓和牙根的折断视情况行牙髓和牙根治疗；折裂严重时应拔除患牙。

牙折的预防同样强调早发现、早诊断和早处理。早期处理造成牙体缺损的楔状缺损、龋齿，尽量多地保留牙体组织，提高牙体抗力；及时调磨过陡的牙尖，改变进食习惯，放缓进食速度，降低创伤性𬌗发生的概率等。

六　牙根纵裂

牙根纵裂是指仅发生在牙根，不涉及牙冠的纵行裂，是常见于老年患者的一种非龋性牙体疾病。因发生位置在牙槽骨内，不易发现，诊断较难。

（一）老年牙根纵裂的病因

老年牙根纵裂原因较复杂，通常认为与牙根的发育、殆创伤、牙周炎和增龄性变化等原因有关。

1. 牙根发育

牙根纵折处通常存在组织缺陷，如牙本质小管数目变少、弯曲等使牙根较薄弱。

2. 殆力

发生牙根纵折的患牙常伴随长期存在的创伤性殆力。殆面磨损程度与牙折的发生有较高相关性，老年患者牙体磨损较严重，磨损带来的牙齿殆面形态变化带来的殆创伤，应力长期集中在牙根处而易导致牙根纵裂。

3. 牙周组织疾病

牙龈和牙周组织的病变也被认为是牙根纵折的原因之一。老年患者因牙龈或牙周病变引起的牙齿冠根比变大以及牙周软硬组织支持作用降低，导致应力集中于牙根处，易引起牙根纵折。

（二）老年人牙根纵裂的临床表现

老年患者牙根纵折早期主诉通常为咬合时疼痛，冷热刺激痛。临床检查牙冠完整，有可能发现导致殆创伤因素，如尖锐牙尖、对颌充填物或修复体咬合过高等。患牙通常磨损严重，伴有或不伴牙周组织炎症等，叩痛明显，X线片通常不易发现异常。牙根纵折后期，患者主诉常为患处反复炎症，患牙持续疼痛，不能咀嚼或咬合。临床检查通常可发现患牙叩痛明显，牙周组织破坏严重，X线片可发现患处牙槽骨低密度影像或牙根根管影像从根尖到根管口长度不等的线状均匀增宽[5]。

（三）老年人牙根纵裂的治疗

若牙根纵裂早期即被发现，且患牙临床症状不明显，应及时行调殆治疗。

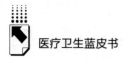

若未累及的牙根稳定，可将纵折牙根切除，保留健康牙根完善治疗后冠修复；若患牙牙周组织破坏严重，牙齿松动明显，无保留价值，则应及时拔除患牙。

参考文献

［1］谭建国：《牙列重度磨耗的病因和鉴别诊断》，《中华口腔医学杂志》2020年第8期。

［2］连梅菲、冯云枝：《牙列磨耗对口颌系统影响的研究进展》，《口腔医学研究》2017年第2期。

［3］中华口腔医学会牙本质敏感专家组：《牙本质敏感的诊断和防治指南》，《中华口腔医学杂志》2019年第3期。

［4］董栩、徐欣：《牙隐裂临床研究进展》，《国际口腔医学杂志》2021年第6期。

［5］李会旭、张艳、陈艳青等：《5例原发性牙根纵裂的临床诊断分析及文献回顾》，《口腔医学研究》2018年第11期。

B.7
老年人牙周疾病患病特点及防治原则

赵 旺 林晓萍*

摘 要： 牙周病作为一类严重影响人类口腔健康的疾病，其患病特点及防治等相关方面的问题一直备受关注，老年人由于牙周病所致的牙齿缺失问题尤为突出。老年人牙周病表现多样，患病特点不同，相应的治疗方法亦存在差别，其中去除局部刺激因素为治疗牙周病的主要手段之一。老年人牙周病的控制重在预防，良好的口腔维护习惯的建立以及定期检查可以明显减少牙周病的发病率。

关键词： 老年人 口腔健康 牙周疾病

一 老年人牙周疾病的患病特点与治疗原则

老年人常见的牙周疾病包括牙龈疾病、牙周炎及其伴发疾病。其中牙龈疾病包括慢性龈炎、龈乳头炎、药物性牙龈增生、反映全身系统性疾病的牙龈病。

（一）慢性龈炎

慢性龈炎在老年人群中发病较少。随着年龄的增加，牙龈退缩、牙槽骨吸收、牙齿伸长等导致牙与牙的间隙变宽而容易引起食物嵌塞，如果老年人

---

* 赵旺，中国医科大学附属盛京医院口腔科副主任医师，主要研究方向为种植体周围炎机制；林晓萍，中国医科大学附属盛京医院口腔科主任、主任医师，主要研究方向为牙周炎的免疫机制及临床治疗。

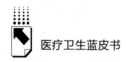

口腔卫生维护不到位，会导致食物残渣堆积、形成菌斑和牙石刺激牙龈导致龈炎。此外，当口腔内有不合规范的烤瓷冠、活动义齿等，也会刺激牙龈，引起龈炎。患者就诊时大多自述刷牙或进食时牙龈出血，临床检查可见牙龈红肿松软脆弱，龈边缘变厚，龈乳头圆钝，口腔内可存在不良修复体。

治疗原则：通过龈上洁治术（俗称"洗牙"），去除牙龈周围的局部刺激物，辅以漱口水等对症治疗，同时应对患者进行口腔卫生宣教。

（二）龈乳头炎

老年人群患急性龈乳头炎，大多是机械性、化学性损伤牙龈所引起。常见牙签、鱼刺等尖锐物的刺伤，牙间隙的食物嵌塞，牙齿邻面的龋坏，活动义齿部件损坏等的刺伤，均可损伤牙龈乳头导致龈乳头炎。患者多因进食时及进食后自觉牙齿及牙龈胀痛和冷热刺激痛就诊，临床检查可见个别龈乳头红肿，探诊易出血。

治疗原则：去除刺激因素，局部抗菌消炎药物治疗，如3%过氧化氢及生理盐水溶液冲洗或消炎用漱口水漱口，待炎症消除。

（三）药物性牙龈增生

大多数老年人患有高血压、心脏病等慢性全身系统性疾病，长期服用抗癫痫类药物（如苯妥英钠）、免疫抑制剂（如环孢素）、钙通道阻滞剂类降压药（如硝苯地平、维拉帕米）等的老年患者牙龈容易增生，多因牙龈肿胀影响进食、说话、美观而就诊，临床检查可见牙龈乳头球状增生突出于牙龈表面，严重者相互靠近或连接而覆盖部分或全部牙面，质地较韧，无痛，不易出血，而且牙龈增生易合并牙龈炎症。

治疗原则：建议与内科医生沟通，停药或更换其他药物，同时采用龈上洁治术和龈下刮治术等来消除局部菌斑、牙石等刺激因素，加之局部药物治疗。对于经过上述治疗仍无明显好转的患者，建议采用牙龈切除成形等手术治疗。对于老年患者来说，可在服用相关药物前对口腔进行全面检查，消除刺激因素，维护良好口腔卫生，积极治疗原有龈炎或牙周炎，预防该病发生。

（四）反映全身系统性疾病的牙龈病

对于老年群体来说，牙周疾病的常见全身促进因素有吸烟、糖尿病、艾滋病、骨质疏松、心脑血管疾病、相关血液系统疾病及精神压力等。在临床上，一些全身系统性疾病可在牙龈组织上有相关表现，如白血病、肝硬化、肾功能衰竭和糖尿病等。白血病患者多表现为全口牙龈水肿发白，外形不规则，易出血且不易止住；肝硬化患者表现为口臭及牙龈出血；肾功能衰竭者可见口腔黏膜及牙龈出血倾向；糖尿病患者多伴有严重的牙周炎或牙龈炎。

治疗原则：积极配合内科医生治疗，同时辅助口腔局部对症治疗，如龈上洁治术辅以口腔局部使用氯己定等漱口水含漱，加强口腔卫生宣教。

（五）食物嵌塞

食物嵌塞的发病率与年龄相关，60 岁以下者年龄越大，发生率越高；60 岁以上者可能因牙齿缺失，发生率反而下降。随着年龄的增加，老年人的牙周组织会出现牙龈退缩、龈乳头消失、牙槽骨吸收，加上牙齿咬合面磨耗、牙尖低平、对颌牙或邻牙松动缺失或牙体缺损，或者口内存在不良修复体，从而容易发生食物嵌塞。而且，老年患者面颊部肌肉松弛、张力下降，牙弓各个方向所受的力不均衡，向前及向外的力量较大，出现牙齿唇颊侧扇形散开的症状，牙间隙增大，容易造成水平性食物嵌塞。相关调查显示食物嵌塞的发生也与滥用牙签有关，而老年人群使用牙签的比例较高[1]。

治疗原则：局部对症治疗，戒除不良习惯，及时修复患牙及缺失牙，并对患者进行口腔卫生宣教。

（六）牙周炎

牙周炎在老年人群中最为常见，病程长、病情重。牙周病的发病原因包括局部刺激因素及全身因素，同前所述。

患者通常因牙缝变宽，牙龈出血，进食时牙齿咬合不适，牙齿松动等就诊。临床检查可见全口牙龈明显红肿，探之易出血，严重者伴脓液溢出，伴

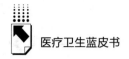

深牙周袋形成，牙齿松动移位，牙间隙增大，重者可见前牙呈扇形散开，还可出现牙根暴露所致的牙本质敏感和根面龋坏，急性牙周脓肿，逆行性牙髓炎等，X 线片可见全口牙槽骨水平性或垂直性吸收。

治疗原则：去除病因、消除炎症，给予患者牙周系统治疗，口腔卫生宣教。

首先进行完善的龈上洁治、龈下刮治、根面平整等牙周基础治疗，辅以口腔局部用药；经过基础治疗无明显好转的患者，建议行牙周手术治疗，同时辅以药物治疗，如 3% 过氧化氢溶液冲洗，口服抗生素，盐酸米诺环素牙龈局部涂布等。

消除咬合创伤，包括调整咬合，松动牙夹板固定。建议拔除不能保留的患牙，消除局部刺激因素，避免炎症继续发展，牙槽骨的继续吸收。在牙周疾病得到基本控制后，恰当合理地修复缺失牙，建立起平衡的功能性咬合关系。

对于身体无法耐受长期系统治疗的患者来说，应简化治疗程序，采取保守治疗手段解决主要症状，减短就诊次数和时间，同时强调口腔卫生的维护，嘱咐患者定期复查。另外，老年患者牙周治疗前，医生应给予患者饮食建议，维持血糖血压等平稳，建议上午就诊（早餐及服药后 1.5 小时）。

（七）牙周脓肿

急性牙周脓肿多见于机体抵抗力下降或患有严重全身疾病的老年人。如当重度牙周炎患者合并糖尿病时，受到咬合创伤、牙根劈裂、深牙周袋内脓液引流不畅可引起急性牙周脓肿。患者就诊时可见个别牙牙龈半球状突起，牙龈红肿光亮，患者自觉牙齿有松动感，剧烈疼痛，全口牙龈龈沟有脓液溢出，可伴有全身症状，如发热、局部淋巴结肿大。急性牙周脓肿转为慢性后可以见到患牙牙龈处有瘘孔形成，伴脓液溢出，此时疼痛减轻。

治疗原则：急性期主要以止痛、防止感染扩散及促进脓液引流为主。如果脓液尚未形成，可以去除牙龈组织处局部大块牙石，冲洗牙周袋，局部用药，同时全身抗生素治疗，缓解症状；待脓液形成且有波动感时，可切开引流，彻底清创。待急性症状缓解后应进行系统的牙周治疗。

（八）牙周牙髓联合病变

牙周牙髓联合病变中，老年人较为常见的是逆行性牙髓炎和牙周炎症。

逆行性牙髓炎是由于牙周炎症通过牙根侵入牙髓后导致牙髓炎症的发生，患者多因牙齿自发性疼痛，咀嚼不适就诊，临床检查可见患牙无明显龋坏，可探及深牙周袋，探诊出血伴或不伴有脓液溢出，常伴牙齿松动。

急性发作的根尖周炎形成脓肿时，少数脓液可通过龈沟排出形成深牙周袋，随着根尖周病变的发展，牙周袋长期未愈而引发牙周病变，出现牙周炎相应症状；此外，牙周病变较重时，亦可通过牙根表面龋坏等病灶造成牙髓感染，导致患者出现牙髓炎症状。

治疗原则：对于老年患者的逆行性牙髓炎来说，首先缓解疼痛，积极治疗牙周病的同时为患牙作彻底的根管治疗；当患牙无保留价值时，可拔除患牙。身体可耐受的老年患者可行牙周手术治疗以阻止疾病发展。近年光动力疗法和激光应用于口腔治疗逐渐增多，光动力疗法辅助治疗牙周牙髓联合病变能有效控制并改善自觉症状、临床症状和牙周炎症。盐酸米诺环素软膏和半导体激光联合应用可明显提高牙周牙髓联合病变的治疗效果。

二　老年人牙周疾病的预防

老年人群牙周病的发病原因一方面是老年人牙龈退缩、牙槽骨吸收、唾液量下降等生理结构变化和受自身基础性疾病影响，更大程度上与自身口腔卫生不佳、就诊意愿不强、担心就诊费用过高、获取口腔保健知识途径缺乏、正规医院或门诊就诊渠道过少等有关。因此，除常规治疗措施外，应积极对该群体行口腔卫生宣教，重视自身口腔维护，教授老年人正确的刷牙方法，学会使用牙线、牙间隙刷、冲牙器等工具，建议佩戴活动假牙的患者及时清洁口腔和义齿，建议重新修复口腔内的不良修复体，以及戒除不良习惯等，保持良好的口腔卫生[2]。

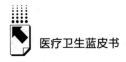

对于老年人群牙周病的预防，应摒弃"年老牙齿脱落为正常现象"的错误观点，做到早发现、早诊断、早治疗。

（一）养成良好的口腔卫生习惯

倡导老年人群养成良好口腔卫生习惯，掌握正确刷牙方法，配合使用牙线、牙间隙刷、冲牙器等相关工具，对口腔做到良好的清洁。

对于失去生活自理能力的老年人，家属应积极帮助其使用牙刷、牙线、间隙刷等进行口腔护理，可用生理盐水棉球清洁口腔，每天早晚各一次，如有口腔异味，可用漱口液、棉签去除异味。此外还应积极关注牙周疾病的早期信号：牙面软垢堆积、牙石覆盖、持续性口臭、牙龈红肿、刷牙及咬物出血等。

（二）定期口腔检查

提倡老年人进行定期口腔检查，每隔半年检查一次口腔，发现问题及时处理。

（三）养成健康饮食习惯

提倡饮食均衡，合理膳食。多吃新鲜蔬菜、瓜果与粗粮，限制各种含糖饮料和精加工含糖食品。建议多食用纤维类食物（如蔬菜），有利于清除牙面软垢。

（四）戒除不良习惯

倡导老年人戒烟，避免被动吸烟，以预防牙周疾病的产生和延缓疾病的发生发展；其次，提倡老年人戒除滥用牙签的不良习惯，以减轻食物嵌塞、预防牙周病的发生。

（五）积极治疗控制全身系统性疾病

积极配合内科医生治疗糖尿病、高血压、骨质疏松等全身系统性疾病，加强体育锻炼，保持心情舒畅，有利于治疗和预防老年人的牙周疾病，同时也对维护该群体的牙周健康有很大的帮助。

参考文献

［1］李传洁、刘洪臣：《老年人食物嵌塞的防治重点——论老年人口腔健康标准之食物嵌塞》，《中华老年口腔医学杂志》2020 年第 5 期。

［2］秦玲、邱海燕、郑向前等：《506 名老年患者口腔卫生状况调查及分析》，《中华老年口腔医学杂志》2017 年第 6 期。

B.8
老年人口腔黏膜疾病患病特点及防治原则

梅银娥*

摘　要： 口腔黏膜疾病是老年人高发的口腔疾病之一。该类疾病既与老年人的口腔生理增龄性变化有关，亦与老年人全身系统疾病有关。随着年龄增长，口腔黏膜变得越来越薄弱、光滑、干燥，弹力及点彩丧失，口腔黏膜常常出现锈斑样色素沉着及水肿，也更容易受损伤。因此，口腔黏膜的病损，无论是良性增生病损，癌前病变及恶性病变，在老年人中的发病率都远比年轻人高。因此，应针对病因积极预防老年人常见口腔黏膜疾病，帮助其养成良好的口腔卫生及生活习惯，保证老年人的身心健康和生活质量。

关键词： 老年人　口腔黏膜疾病　口腔卫生

口腔黏膜疾病是老年人易患多发的一类疾病。老年人常见口腔黏膜病及部分涉及口腔黏膜的相关疾病包括口干症、灼口综合征、创伤性血疱及创伤性溃疡、口腔扁平苔藓、白斑、义齿性口炎、义齿导致的增生症、口腔念珠菌病等。

一　老年人口干症

（一）患病特点

全身系统性疾病或是口腔局部疾病影响唾液的神经调节或破坏了涎腺的

---

* 梅银娥，武汉市东西湖区人民医院口腔科主任、主任医师，主要研究方向为口腔黏膜病与全身疾病的关系、口腔颌面外科疾病的诊治。

正常分泌功能，都会导致口干症。即使健康老人，随着年龄的增加，涎腺的增龄性改变也会影响到唾液的分泌，唾液的质与量发生改变。不过，这种改变不足以影响老年人的正常生理活动，只是在剧烈运动、进食或睡眠后才感觉到唾液分泌的量不足，会出现口干、进食梗阻等。

口干症的病因主要有医源性及疾病两大因素。抗胆碱能活性药物和拟副交感神经药物是引起口干症的主要病因。接受过头颈部放疗的患者常会继发严重的涎腺功能低下。涎腺组织的破坏程度取决于放疗的剂量。涎腺功能低下一般在停止放疗一段时间后才会表现出来，而且多是永久性的。造成口干症的疾病多见舍格伦综合征、结节病及糖尿病等。

（二）防治原则

除戒烟酒和停用抗胆碱能药物外，一般有两种选择。

第一种，对仍有部分残留涎腺，保持分泌功能的患者，通过改变用药方案及刺激唾液分泌即可见效。

第二种，对仅剩极少唾液分泌功能的患者，一般应给予唾液替代品能较长时间地缓解口干症状。

二 灼口综合征

（一）患病特点

灼口综合征又称舌痛症、舌感觉异常、口腔黏膜感觉异常等，在老年人中多见，特别是老年女性易患此病。其主要表现为口腔黏膜疼痛，以舌部为好发部位，舌烧灼样疼痛为该病最常见的临床症状。舌痛呈现晨轻晚重的节律性时间改变。临床检查无明显阳性体征，舌黏膜正常或有轻度舌乳头炎，有时伴有口干等。

灼口综合征病因复杂，精神因素起重要作用。局部因素包括牙石、残根残冠、不良修复体刺激、对义齿材料及口腔充填材料过敏等。

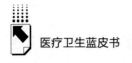

（二）防治原则

包括去除局部口腔刺激物，辅以心理暗示治疗及中医辨证施治。

三　创伤性血疱和创伤性溃疡

（一）患病特点

创伤性血疱和创伤性溃疡是由物理性、机械性或化学性刺激引起的，病因明确的口腔黏膜损害，在老年人中发病率较高[1]。

创伤性血疱因食用过烫食物，咀嚼大块干、硬食物或吞咽过快而擦伤口腔黏膜，或误咬颊、舌黏膜造成血疱。血疱易发生于咀嚼一侧的软腭、舌腭弓和软硬腭交界处。血疱迅速扩大，疼痛不明显，有异物感。初起疱液鲜红，逐渐变为紫黑色，疱壁薄，容易破裂，破裂后有继发感染则形成糜烂或溃疡，疼痛明显，影响吞咽。

创伤性溃疡的病因一般分两类：第一类由牙源性引起，如龋坏所致的残根、残冠的尖锐边缘，重度磨耗后牙冠的锐利边缘、尖嵴；第二类是设计不良或制作粗糙的不良修复体。这两类因素形成一种浅表的渐进性慢性创伤。病损开始时，仅有轻度不适或黏膜破损后刺激性疼痛，溃疡边缘轻度隆起，色泽灰白。一段时间后，病人无明显不适感，待病损处增生明显时，溃疡逐渐加深，累及黏膜下层，引起疼痛。

（二）防治原则

血疱的治疗首先排除血液病，对未破血疱可用消毒针筒刺破疱壁排出淤血。对已破血疱修整残余疱壁，并用镇痛的散剂局部涂布，也可用氯己定等漱口液含漱。日常生活中要注意培养良好的进食习惯，细嚼慢咽，不吃过烫过硬食物。

创伤性溃疡的治疗应尽快去除刺激因素：拔除残根残冠，磨改过锐牙尖和边缘嵴，修改不良修复体。辅以抗感染治疗，用氯己定漱口；如疼痛明显、局部感染情况严重，可口服抗生素治疗，同时避免不良因素刺激，养成良好进食习惯，定期检查口腔牙列状况。

四　口腔扁平苔藓

（一）患病特点

口腔扁平苔藓是一种常见的口腔黏膜慢性炎性疾病，其中 3/4 的口腔扁平苔藓患者是 50 岁以上的老人，世界卫生组织将其列入口腔潜在恶性疾患的范畴。口腔扁平苔藓多表现为一种无糜烂和无溃疡的白色网状病损，多涉及舌背、舌侧缘、牙龈及双侧颊黏膜，一般无痛，多在常规口腔检查时才被发现。此外扁平苔藓也可表现为糜烂或溃疡性病损，通常病损面积较大，病损边缘不规则，周围黏膜的外观呈红色。

扁平苔藓的病因和发病机制目前尚不明确，可能与多种致病因素相关，如免疫因素、感染因素、遗传因素、精神因素、内分泌因素、微循环障碍、系统性疾病以及口腔局部刺激因素等[3]。

（二）防治原则

1. 预防

首先要定期进行口腔检查，保持口腔卫生，消除局部因素的刺激作用，如去除牙结石、调磨锐利牙尖、充填龋洞、更换不良修复体及银汞合金充填材料等；同时建立健康生活方式，积极预防和治疗系统性疾病，如合理饮食，注重营养搭配，少食辛辣食物，控制吸烟、饮酒频率，调整自身精神状态，乐观积极，及时舒缓情绪，排解焦虑。

2. 治疗

主要目的是促进糜烂性病损愈合，缓解疼痛，预防癌变。对于非糜烂性病损，如果范围局限且无症状可随访观察，不需用药；病变范围小但有症状

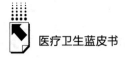

者可局部应用糖皮质激素类凝胶或乳膏；病损严重需局部和全身联合用药，全身用药以免疫调节治疗为主。注意控制继发感染尤其是真菌感染。加强心理疏导，缓解精神压力。定期随访，防止癌变，病情缓解后一般 3~6 个月复查一次，病情复发加重应及时复诊。

五 口腔白斑

（一）患病特点

口腔白斑病是一种发生于口腔黏膜，损害以白色斑块为主，不能擦去，也不能以临床和组织病理学方法诊断为其他可定义损害的病变，不包括吸烟、局部摩擦等局部因素去除后可消退的单纯性过角化病，属癌前病变或潜在恶性疾病。白斑的患病率为 0.5%~3.5%。人群和标准的不同导致差异较大。好发于中老年男性。吸烟人群的白斑病患病率是非吸烟人群的 6 倍，乙醇是发生白斑病的独立危险因素，与酒的类型或饮酒方式无关[2]。

白斑可以发生在口腔的任何部位。颊部最常见，其次是舌、唇、前庭沟、腭部和牙龈。患者无症状或有局部粗糙感。伴溃疡或癌变时可有刺激痛或自发痛。白斑分为均质型与非均质型两类。均质型呈白色或灰白色平坦斑块状损害或皱褶状损害，边界清楚，其癌变风险较低；非均质型可呈红白相间病损（红白斑病），也可以是颗粒状、结节状或疣状，癌变风险较高。

（二）防治原则

白斑病是上皮鳞癌的重要来源，发病机制不清，目前尚无根治的方法[3]。白斑病的防治首先是去除刺激因素，提倡健康生活方式，如戒烟酒、停止咀嚼槟榔、少食酸辣烫麻涩等食物、保持良好口腔卫生。角化区域可辅以维生素 A 酸局部制剂，全身药物治疗口服免疫增强剂。中重度异常增生的口腔白斑病应考虑手术治疗。术后定期随访，每 3~6 个月复查一次。

六 与义齿有关的口腔黏膜病损

与义齿有关的口腔黏膜病损主要包括义齿性口炎、口角炎和义齿刺激软组织增生。

（一）患病特点

义齿性口炎指发生在义齿下的程度不一的炎症病损。临床上常表现为无症状感染，或伴口腔黏膜疼痛，其有 60% 以上发生于老年人[1]。上颌为义齿性口炎的多发部位，在临床表现上，位于义齿承托区的病变黏膜呈鲜红色天鹅绒状，同周围正常黏膜形成鲜明对比。该病损临床上分为三型：局部单纯性炎症型或点状出血型；弥散红斑型，病损涉及部分或全部义齿覆盖黏膜；颗粒型，多涉及硬腭中份及牙槽嵴黏膜。念珠菌感染及因慢性创伤等因素对微生物抵抗力降低的口腔黏膜是本病的主要发病原因。此外，HIV 阳性患者即使不使用义齿也可患慢性萎缩性念珠菌病。

口角炎是对那些主要涉及口角病损的临床诊断，不包括如复发性疱疹性唇炎，已知创伤造成的溃疡，梅毒等特异性病损。虽然口角炎的发病与许多因素有关，但大多数病变与真菌感染有关，而且对抗真菌药物治疗反应明显。80% 的口角炎与义齿性口炎并发，但有天然牙列的人群却极少患口角炎。口角炎的其他可能病因为垂直距离过低、变态反应、营养不良、糖尿病、艾滋病等。临床上口角炎多见于垂直距离较低，双侧口角深陷，颊部松弛下垂者及口角处有持续唾液浸润的老人。

义齿刺激性软组织增生临床表现为前庭沟口腔黏膜的增生及皱褶。这种增生多由长期戴用不良修复体造成，这些不良修复体常有过长基托翼缘或锐利边缘。经反复刺激可引起黏膜溃疡，久而久之则形成黏膜纤维组织增生。虽然调磨翼缘等措施可有效缓解症状，但由此引起的义齿固位不良可能造成新的、更大的损伤。

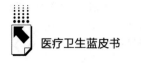
（二）防治原则

义齿性口炎的治疗主要是控制真菌感染，包括用含抗真菌药物的液体浸泡义齿以及局部或全身应用抗真菌药物。

口角炎的治疗方法包括调改清洁义齿，局部使用抗真菌药物，保持口腔卫生，龟裂明显者可用复方溃疡涂剂。

应用暂时性软衬材料对义齿组织面加衬是解决义齿刺激性软组织增生的较好选择。

七　口腔念珠菌病

（一）患病特点

口腔念珠菌病通常是由念珠菌引起的口腔黏膜疾病。白色念珠菌是口腔常驻菌群，其自身不足以单独引起口腔念珠菌病，变成致病状态与某些刺激因素有关，如佩戴义齿、唾液量减少、高糖饮食和吸烟等[3]。

全身经常广泛使用抗生素及免疫抑制剂也是造成老年人口腔念珠菌病多发的原因。其典型临床表现为口腔黏膜上可见融合白色斑膜样病损，可以从黏膜上剥脱，剥下后露出鲜红渗血的创面。

（二）防治原则

1. 预防

不能滥用抗生素及糖皮质激素类药物，戒除烟酒，保持良好口腔卫生习惯。

2. 治疗

包括停用抗生素，重建正常菌群；局部使用抗真菌类药剂等，一般可有较好疗效。病情顽固的患者，可配合免疫增强剂及维生素等。

参考文献

［1］刘洪臣主编《老年口腔医学》，人民军医出版社，2002。

［2］陈作良、陈宏柏、朱友家主编《临床老年口腔医学》，厦门大学出版社，2010。

［3］陈谦明主编《口腔黏膜病学》，人民卫生出版社，2020。

B.9
老年人口腔颌面部肿瘤患病特点
及防治原则

张　凯*

摘　要： 口腔恶性肿瘤在全球癌症排序中居第六位，是影响老年人寿命及生活质量的重要因素。老年人口腔恶性肿瘤的发病率较高，治疗难度大，治疗以手术切除为主，辅助放疗、化疗、靶向治疗、免疫治疗以及中医药治疗。

关键词： 老年人　口腔　颌面部　肿瘤

口腔颌面部肿瘤以良性居多，但因其易于发现且手术效果良好，故而对患者的影响较小。然而该部位的恶性肿瘤占头颈部恶性肿瘤的48.0%，全身恶性肿瘤的5.6%，已成为全球发病率第六位的恶性肿瘤[1]。我国口腔颌面部恶性肿瘤多发生于40~60岁的男性人群，约占全身恶性肿瘤的8.2%[2]。口腔癌包括口腔及其周围解剖结构所发生的恶性肿瘤。由于较长时期受环境影响，老年人较年轻人更易罹患肿瘤，其中恶性肿瘤更为常见。资料显示，我国口腔癌发病率峰值出现在70~85岁人群[3]。了解老年患者口腔癌的临床特点，对早期诊断、合理治疗老年人的口腔癌症具有重要意义。

---

* 张凯，蚌埠医学院第一附属医院口腔科主任，蚌埠医学院教授、主任医师、博士生导师，主要研究方向为口腔颌面-头颈肿瘤、颅颌面畸形、龋病预防等。

一 老年人口腔颌面部肿瘤的临床特点

（一）肿瘤发病率高

近年来，恶性肿瘤发病率呈现逐年增加的趋势，老年人是口腔颌面部肿瘤的高发人群，这主要因为老人的免疫功能下降且暴露于致癌因素的时间较长，易受肿瘤病原的侵袭；机体对癌的监控能力减弱，杀灭癌细胞的能力降低；细胞内的脱氧核糖核酸修复能力减弱，癌基因活动加强而抗癌基因活动减弱。可以预见，随着世界人口的增长和预期寿命的延长，口腔颌面部恶性肿瘤的患病率将进一步提高。

（二）实体瘤与原发癌多发

老年人口腔颌面部肿瘤患者中，实体瘤的发病率明显高于非实体瘤，其中良、恶性肿瘤的比例约为3∶7。腺源性肿瘤占口腔颌面良性肿瘤的第一位，约占54.8%，其中多形性腺瘤最为常见，占腺源性肿瘤的34%，其次为腺淋巴瘤，占28%；发病部位在腮腺的占50.6%。恶性肿瘤中鳞状细胞癌占比最高，可达80%；涎腺恶性肿瘤中腺样囊性癌占比为28.4%，好发部位以舌部最为常见，其次为颊部[4]。而且与年轻人相比，老年人原发癌较多见，甚至出现多重原发癌。

（三）临床表现隐匿或不典型

老年口腔颌面部肿瘤患者常常伴有全身多种慢性疾病，普遍对疾病的反应性下降，使得肿瘤症状表现不明显，肿瘤的早期症状往往没有得到足够的重视，严重干扰对肿瘤的早期诊断[5]。研究显示[6]，老年肿瘤患者的临床表现尤其是疾病早期，症状往往隐匿，不典型，因此常常延误就医，以至于当肿瘤确诊，多已进入晚期阶段，导致预后不理想。

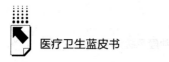

（四）肿瘤恶性程度较低

老年人的恶性肿瘤多为以高、中分化的组织学类型，以局部侵犯为主的生长方式，通过淋巴道及血液转移发生率较低[7~8]。鉴于老年人口腔颌面恶性肿瘤以上特点，很多老年人可以带瘤生存较长时间。老年人恶性肿瘤高发的重要因素是免疫力降低和衰老，肿瘤的发展则受肿瘤局部因素及全身因素的影响。

（五）对肿瘤常规治疗方法的耐受能力较差

老年人的重要脏器功能减退，抗毒副作用的能力降低[9]。因此，对老年患者实施手术、放化疗等抗癌治疗，可能引起重要器官、系统的损伤。如老年人肝肾功能的减退，细胞毒药物的清除会增加肝脏和肾脏的负担，进而导致肝肾功能损害；骨髓抵抗细胞毒性、恢复造血功能的能力降低将导致细胞对药物更为明显的骨髓抑制；而肝脏自身修复和再生能力与肝药酶含量的降低会影响化疗药物的生物转化。另外，由于老年人重要器官生理功能储备降低，对手术的耐受性减弱，会导致手术并发症增多，死亡率高[10]。

二 老年人口腔颌面部肿瘤的治疗

由于老年人潜在的各器官储备功能减退，并且可能患有多种慢性疾病，因此，老年人口腔颌面部肿瘤在临床上有相应特点，在治疗原则上也有所侧重。既要考虑治疗效果，还要考虑药物的毒副反应。所以对于老年患者应该树立多学科综合诊疗的观点，从多方面来综合考虑，确定具体的治疗原则与方法。

（一）治疗原则

1. 良性肿瘤
多为手术切除治疗，若为临界肿瘤应切除包括肿瘤周围一定范围内的正常组织。术中或术后病理检查为恶性肿瘤者，则需扩大切除范围。对于部分特殊肿瘤，如脉管瘤等，也可以选择冷冻、激光或注射硬化剂等综合疗法。

2. 恶性肿瘤

老年人口腔颌面部恶性肿瘤的治疗原则是"治愈疾病、减少疼痛、延长寿命"，应根据肿瘤的组织来源、病理类型、分化程度、生长部位、发展速度、临床分期以及患者机体状况等综合分析，制订合理的治疗方案。一般除晚期及未分化癌外，首选外科手术切除；或采取以手术切除为主，术前术后辅助放疗、化疗、靶向治疗、免疫治疗以及中医药治疗的综合治疗。对于全身情况无法耐受手术的患者，可以选用放疗或化疗和中西医结合治疗的方法。

（二）治疗方法

1. 手术治疗

手术治疗针对的是大部分的口腔颌面部良性、恶性肿瘤，但这一治疗的前提是患者能够耐受手术治疗的创伤。手术必须遵循肿瘤外科原则，尤其对恶性肿瘤必须完全彻底切除瘤体及周围足够的正常组织，对可能或已经出现区域淋巴结转移的患者还应实施区域淋巴清扫术以彻底清除转移灶。对因切除肿瘤而产生的口腔颌面部软硬组织缺损，多采取术中即刻修复的方法以恢复患者的面部外形与口腔功能，从而提高患者的生存质量；对于不适合即刻修复的患者，亦可制作赝复体以修复缺损。对于老年口腔颌面部恶性肿瘤患者的治疗不仅要依据恶性肿瘤的病理特点，还要遵从现代老年病学要求[11]。

（1）以老年综合评估为基础：老年人综合评估（Comprehensive Geriatric Assessment，CGA），是现代老年医学的核心技术之一，特指采用多学科方法对老年人的全身情况、功能状态、心理健康和社会环境等因素进行评估，据此制订专业化的全方位治疗计划，最大程度维持和改善老年人身心健康及功能状态，从而提高老年人的生存质量[12]。CGA 应贯穿于老年患者治疗的全过程，老年口腔颌面恶性肿瘤患者的综合评估包括：①明确治疗目标，减轻患者病痛、维持现有功能、提高生存质量；②平衡收益与风险，老年人往往存在其他基础性疾病，呈现多器官、多组织、多系统退行性变，对复杂治疗的耐受能力较弱，手术风险较大，且老年患者预期寿命有限，预期收益应考虑预期寿命；③突出个性化治疗，权衡病情与机体状况，制订合理的治疗方案，既不能过度治疗，也不能消极对待；④尊重患者家属的意愿和评估其经济状况。

（2）手术治疗目的：减轻症状、预防并发症，如为恶性肿瘤晚期，则首先考虑采取姑息疗法，通过手术或介入等手段以缓解肿瘤导致的压迫、出血等问题。老年人一般对创伤较大的手术耐受性较差，术后并发症与死亡率均较高[10]。因此对于老年患者，应优先选择创伤小、恢复快的微创（腔镜或机器人辅助）手术，使老年患者易于耐受且并发症少[13~14]。

（3）加强术后抗感染治疗、营养支持与镇痛治疗：老年患者常患有呼吸系统疾病，如慢性支气管炎甚至肺气肿，肺代偿功能差，口腔颌面部手术，往往影响患者咀嚼吞咽功能，且容易发生误吸而并发吸入性肺炎。口腔内手术区术后反应性肿胀或伤口渗血、引流不畅等均可造成口腔容积缩小，严重者发生上呼吸道部分梗阻，慢性缺氧，加之老年人反射减弱，加重呼吸道梗阻，如此恶性循环最终可导致呼吸衰竭。所以术后需要保持上呼吸道通畅，加强抗感染治疗，加强营养，及时纠正电解质紊乱等系列措施。

口腔颌面部肿瘤的手术治疗，破坏患者口腔功能，影响患者进食。因此，老年口腔颌面部肿瘤患者常见有营养不良[15]，进而造成免疫力降低，容易出现继发感染，降低患者对癌症治疗的耐受性。所以患者的营养状况与预后密切相关[16]。积极进行老年患者的营养状况评估，体重动态测定是最简单的方法，同时按有关规范积极进行干预[17~18]。晚期癌症患者多出现剧烈的癌性疼痛，患者的生存质量大大降低，应给予恰当的镇痛治疗，保证患者的生活质量[19]。

2. 放射治疗

对未分化或低分化的口腔恶性肿瘤，宜首选放射治疗；而对于大多数晚期病例或已累及骨质的病例，常需与外科手术联合进行综合治疗。老年患者对放射治疗耐受性较好，但其并发症常见，有时甚至很严重（如放射性肺炎合并感染等），因此，老年患者易采取姑息性放疗，首选以照射剂量较低、疗程较短的分割放疗方案[20]。老年患者通常伴有不同程度的口腔疾患，在放疗前需要恰当处理或给予预防措施，以防止放射性骨髓炎的发生。由于放射治疗可产生口干、口腔黏膜炎症、糜烂及溃疡，味觉减退，食欲不振，因此必须给予必要的营养支持。如静脉输给多种氨基酸、白蛋白、乳化脂肪等并鼓励患者多进食，对于全身状况明显不良的患者，常常被迫中断放疗，但当患者休息后体力恢复，全身状况有所改善后，应及时给予补充放疗，以尽可能完成根治剂量。

3. 化学药物治疗

化学治疗可用于恶性肿瘤晚期的姑息治疗，亦可与手术或放疗相结合，称为辅助化疗（Adjuvant Chemotherapy），可以在术前起到减瘤与降期的作用。化疗药物进入机体后主要靠肝、肾、肺解毒、排泄，而老年患者机体基本处于退化时期，生理功能及脏器储备代偿能力均较差，因此，化疗易引起肝、肾、肺等脏器功能的严重损伤。

4. 生物治疗

老年口腔癌患者细胞免疫功能逐步下降，加之常规治疗往往导致机体免疫功能的损害，造成肿瘤容易复发。因此，对于老年口腔癌患者的治疗更应采用包括生物治疗在内的综合治疗。目前免疫治疗采用免疫细胞与肿瘤细胞的基因操纵治疗，已从单纯应用细胞与体液免疫，发展到免疫细胞与免疫因子调节机体免疫网络的生物治疗。此外，基因治疗应用在以下几个方面：①向体内导入外源性基因，利用其生物反应调节功能实现基因导入治疗；②通过外源性基因失活致病基因（基因打靶）；③以外源性基因替换致病基因（基因取代）；④原位修复致病基因的功能（基因修饰）。

5. 中医、中药治疗

中医药对恶性肿瘤具有抑制作用，是肿瘤治疗的重要辅助手段，中药在我国老年中晚期恶性肿瘤患者中广泛应用，配合中药治疗可提高疗效、减轻

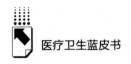

放化疗的不良反应[21]。老年中晚期恶性肿瘤患者应用中药时，应以"扶"为主；对于中药的安全性，应加强临床监测[22]。

三 老年人口腔颌面部肿瘤的预防

研究表明，口腔颌面部恶性肿瘤的发生多与个人行为相关，如生活习惯不良（吸烟、饮酒、热食等），此外，也与环境、医疗等因素有关。因此，致癌因素可通过行为方式的改变予以控制，如调整饮食结构和方式、戒烟、戒酒等。

肿瘤的预防通常分为三个层级：1级预防为病因学预防，是减少发病的因素，以降低发病率；2级预防为提前干预，强调"三早"，即"早发现、早诊断、早治疗"，以提高治愈率；3级预防是根治肿瘤，提高生存率及生存质量。因此，口腔癌的预防包括以下方面。

（一）去除致癌因素

主要消除外源性刺激因素，如口腔内残冠、残根需要拔除，锐利的牙尖的磨平、残破的修复体及不良义齿去除等。改变饮食习惯，忌食槟榔与过热和刺激性食物，戒烟、忌酒；做好职业防护，减少曝晒及有害物质接触下工作；调整心情与情绪，避免过度紧张和抑郁。

（二）及时处理癌前病损

口腔常见的癌前病损有白斑、红斑、上皮过角化、口腔扁平苔藓、盘状红斑狼疮、口腔黏膜下纤维变性、先天性角化不良以及梅毒、着色性干皮病等。这些病变除积极处理外，还应严密观察，定期随访，如怀疑恶变，应及时活检。

（三）加强防癌宣传

借助互联网及媒体进行口腔癌科普宣传，加强公众教育，落实预防措施。使广大群众了解口腔癌的诱发因素及危害性，提高对口腔癌的警惕性。加强自我保健与正确的判断能力，实现"早发现、早诊断、早治疗"的目标。

（四）开展防癌普查及易感人群监测

老年人自我感知能力减弱，主观症状及体征减少，容易延误口腔癌的诊断与治疗。开展口腔癌预防普查，可发现早期肿瘤，从而实现有效的早期治疗，提高患者的生存率与生活质量。对于老年人，应重点检查有无口腔癌前病损或癌前状态。未来通过基因制图，将能够发现高危人群，实施定期监测。

参考文献

［1］Freitas, D., et al., "Clinicopathologic Analysis of Oral and Maxillofacial Solitary Fibrous Tumor", *American Journal of Clinical Pathology*, 2020, 154 (1).

［2］Kamat, M., et al., "A Comprehensive Review of Surgical Margin in Oral Squamous Cell Carcinoma Highlighting the Significance of Tumor-free Surgical Margins", *Journal of Cancer Research and Therapeutics*, 2019, 15 (3).

［3］周维、何明艳、沈婉莹等：《2005~2015 年中国口腔癌发病及死亡趋势分析》，《华中科技大学学报》（医学版）2020 年第 6 期。

［4］孙坚、何悦、李军等：《1808 例老年口腔颌面部肿瘤构成比分析》，《中国肿瘤》2001 年第 9 期。

［5］郑松柏、陈敏敏：《老年人患病的特点及诊治中应注意的问题》，《中华老年医学杂志》2012 年第 5 期。

［6］靳博华、刘建强、胡建立等：《老年恶性肿瘤 70 例临床分析》，《癌症进展》2014 年第 1 期。

［7］Kumar, R., et al., "A Population-based Study of Metastatic Colorectal Cancer in Individuals Aged ≥80 Years", *Cancer*, 2013, 119 (4).

［8］陶凯雄、高金波、王国斌：《老年结直肠癌患者的临床病理学特点》，《中华胃肠外科杂志》2016 年第 5 期。

［9］张晓莉、郑松柏：《心肺肝肾老化的形态学变化研究进展》，《国际老年医学杂

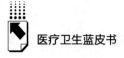
志》2014 年第 1 期。

[10] 陆文良等：《住院老年手术患者围术期并发症与死亡情况分析》，《中华老年医学杂志》2013 年第 12 期。

[11] 蹇在金：《现代老年医学理念 1234》，《中华老年医学杂志》2016 年第 8 期。

[12] 陈旭娇、严静、王建业等：《中国老年综合评估技术应用专家共识》，《中华老年病研究电子杂志》2017 年第 2 期。

[13] Yang, R., et al., "Laparoscopic Surgery after Neoadjuvant Therapy in Elderly Patients with Rectal Cancer", *Journal of B. U. ON*, 2017, 22（4）.

[14] 吉国锋、季福建、马冲等：《腹腔镜辅助胃癌根治术治疗老年人胃癌临床疗效分析》，《中华老年医学杂志》2016 年第 3 期。

[15] 陈娟、杜成、丁震宇等：《恶性肿瘤患者营养状况及相关影响因素分析》，《现代肿瘤医学》2018 年第 1 期。

[16] 陈敏敏、郑松柏：《老年患者的营养与临床结局》，《老年医学与保健》2012 年第 6 期。

[17] 中华医学会老年医学分会：《老年医学（病）科临床营养管理指导意见》，《中华老年医学杂志》2015 年第 12 期。

[18] 中华医学会肠外肠内营养学分会：《肿瘤患者营养支持指南》，《中华外科杂志》2017 年第 11 期。

[19] 中国抗癌协会癌症康复与姑息治疗专业委员会难治性癌痛学组：《难治性癌痛专家共识（2017 年版）》，《中国肿瘤临床》2017 年第 16 期。

[20] Kunkler, I. H., et al., "Review of Current Best Practice and Priorities for Research in Radiation Oncology for Elderly Patients with Cancer: The International Society of Geriatrie Oncology（SIOG）Task Force", *Annals of Oncology*, 2014, 25（11）.

[21] 吴万垠：《中医药在恶性肿瘤治疗中的"替代"与"补充"作用》，《中国中西医结合杂志》2011 年第 1 期。

[22] 朱峰、郭代红、袁凤仪等：《123 所医院 5188 例中药疑致不良反应报告评价与分析》，《中国药物应用与监测》2015 年第 2 期。

B.10
老年人义齿修复与种植治疗

洪礼琳*

摘　要： 老年患者为现今缺牙修复的主体人群，随着种植技术不断发展与
进步，老年患者也将种植修复作为重要选择之一。由于老年缺牙
患者在生理及心理上存在一些特殊性，相较于健康年轻人来说，
种植修复难度大大增加。对于牙列缺损/缺失的老年患者进行种
植修复时需要明确种植修复治疗的影响因素、可能的风险、术后
并发症以及应对措施，从而根据老年患者自身特点为其提供最恰
当的修复方案。

关键词： 老年患者　牙齿缺失　义齿修复　种植修复

随着经济、社会的发展和人民生活水平的提高，对于单颗牙、多颗牙和
全口牙的缺失，在常规固定修复、可摘局部活动义齿修复、全口义齿修复的
基础上，患者更倾向于选择种植牙修复缺失牙。在缺失牙人群中种植修复的
成功率较高，尤其在健康的人群中。然而，老年患者因其身体机能状态等显
著下降，与其他健康年轻的患者存在显著差异性，而且经常伴随其他系统性
慢性疾病，由此会显著增加种植手术的风险。

对老年患者实行种植手术时应该考虑哪些影响因素，如何预防植体植入
过程中可能产生的风险和术中、术后并发症，以及是否选择传统义齿修复方
式，需要医生重点关注。

---

* 洪礼琳，安徽省公共卫生临床中心（安徽医科大学第一附属医院北区）口腔医学中心主任，
主任医师，主要研究方向为口腔种植及其修复，修复及咬合重建。

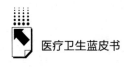

本部分对老年患者义齿修复及口腔种植治疗的特点以及相关影响因素进行探讨。

一　老年人义齿修复及种植治疗的特殊性

老年缺牙患者生理和心理特征存在一些特殊性。

首先，由于年龄的不断增加，口腔颌面部软、硬组织的结构和功能都表现出增龄性的改变：牙齿脆性增加；继发性及修复性牙本质形成，造成髓室和根管变细、钙化；牙齿重度磨耗导致牙冠变短、面下 1/3 垂直距离下降；不同程度的牙槽嵴萎缩导致临床牙冠伸长，冠根比例失调；颌骨骨量和骨质下降；牙龈组织萎缩；唾液分泌量减少；牙齿缺失时间不同造成牙槽嵴高低不平以及对颌牙伸长、邻牙倾斜移位导致的咬合关系紊乱、咬合创伤、颞下颌关节紊乱病等。

同时，常见的一些慢性疾病患病率随着年龄增长而逐渐上升，如心脑血管疾病、内分泌系统疾病、神经系统疾病等。因心脑血管疾病和糖尿病等系统性疾病的发生，老年人常常需要服用相应的治疗药物，这些药物可能会影响种植术后的愈合。

此外，我国老年患者的口腔保健意识仍然有待提高，其对口腔卫生不重视，不能定期复诊和检查口腔情况，口腔卫生状况不佳增加了根面龋、牙颈部龋和牙周病的患病风险，从而可能导致固定修复中根折的发生，以及活动义齿上菌斑的堆积，亦对口腔黏膜造成一定的损害。

修复医生对老年人进行修复治疗时，治疗方案设计应综合考虑以上因素。对于老年人的缺牙修复问题，不仅需要恢复老年患者所缺失牙齿，恢复其正常的咬合关系及提高其咀嚼食物的效率更为重要。

二　老年人种植的成功率

相比年轻患者，老年患者种植牙成功率相对降低，有研究[1]发现，65

岁以上老年人种植体的 5 年、10 年成功率分别为 96.2% 和 91.2%。老年患者可能因长时间缺失牙导致颌骨骨量流失，咬合距离不足和缺隙邻牙倾斜导致种植牙的空间不足，影响种植体植入，导致种植牙手术和修复难度增大。此外老年人的牙周角化黏膜较少，可能影响种植体的封闭性。因此，种植医生术前应针对老年人不同的口腔问题，从牙周、牙体牙髓、颌骨骨质以及全身身体状况进行综合分析研究，设计出针对老年人的个性化种植治疗方案，且术后应定期进行跟踪随访，以提高老年患者的种植成功率。

三 影响老年义齿修复效果及种植成功率的全身因素

（一）糖尿病

糖尿病在老年人群中十分常见，作为快速进展和中度进展牙周炎的危险因素，可造成余留牙松动，其治疗原则为在控制血糖的基础上，多次、短时牙周基础治疗为主；初期以应急处理为主，血糖水平控制稳定后，再进行复杂牙周操作；缺牙修复治疗在牙周基础治疗结束 8 周后方可开始，牙周手术治疗结束后需等待 12 周再开始，修复可选择固定桥、可摘式牙周夹板等修复方式。

糖尿病患者固定修复应遵循如下原则。①修复体边缘尽量位于龈缘冠方，遵循不侵犯生物学宽度原则。②牙冠外形设计：颊、舌面以及邻面接触区以下的牙面较平缓，避免突度过大；接触区面积适中，需形成较大外展隙。

高血糖不仅会影响种植牙创面的愈合，而且影响种植体周围健康和骨结合的形成。研究表明，若糖尿病患者其血糖控制良好，则其牙槽骨的吸收度、种植体的存留率等和植体修复的健康人群无显著差别，但血糖控制不佳的老年患者，其种植术后感染和种植体周围炎发生风险明显增高，其种植成功率较健康人群显著降低[2]。糖尿病患者种植体长期稳定的影响因素，除牙周支持组织的愈合性变化，还应考虑患者的血糖水平。糖尿病患者种植治

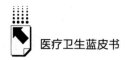

疗时应注意以下几个事项：①老年患者的牙周状况需要在手术前得到控制，必须进行基础牙周治疗，教会老年患者学会有效控制牙菌斑；②在植入手术前须使用抗生素；③胰岛素依赖型糖尿病患者手术期间2小时内不需要辅助治疗，但如果手术时间超过2小时，则建议住院治疗[3]；④糖尿病患者不应使用肾上腺皮质激素，以避免植入植体术中血糖水平升高，患者术后应该使用抗生素和漱口水，以免种植区的伤口感染；⑤糖尿病对种植体骨结合可能产生不良影响，建议种植一期使用覆盖螺丝以减少种植体感染的风险，并将愈合时间延长4~8周；⑥为了防止种植体周围疾病的发生，确保种植体的长期稳定性，建议此类患者每年至少接受两次牙周维护的治疗。

（二）心脑血管疾病

心脑血管疾病如高血压、冠状动脉疾病、风心病、脑梗死等在老年人群中属高发疾病。义齿修复应考虑残根、残冠的保留，老年人因根管变细、钙化导致根管治疗难度大、操作时间长，有基础疾病的老年人因身体耐受力差无法承受，在无根尖周炎及牙周炎、因身体因素存在拔牙禁忌，不影响修复的前提下可保留较健康的残根、残冠，对残根、残冠进行完善的根管治疗。对于无法保留的残根、残冠需考虑拔牙禁忌症及拔牙手术的并发症。

心脑血管疾病患者因其身体特殊性，其种植术中及术后可能会发生如心脏、脑血管意外等严重并发症，因此对于该类患者术前评估及术后感染预防尤为重要：①高血压患者在拔牙术或种植术前应完善心内科会诊，控制血压，必要时在心电监护下完成手术，术中尽量减少创伤、缩短操作时间，并注意观察术后血压情况；②对于近期出现过脑梗死及心肌梗死的患者，手术至少延后6个月，排除禁忌症后方可行手术[4]；③心脑血管疾病患者常使用利多卡因作为局部麻醉剂，应谨慎使用肾上腺素；④对于心脑血管疾病严重的老年患者应行分次拔牙术及种植术，降低手术风险；⑤针对一些如心内膜炎、心脏瓣膜术后、风心病和先心病的老年患者，手术可能导致细菌性心内膜炎，此类患者必须在手术前后均使用抗生素；⑥种植手术可引入更加精准的种植导航、导板技术，以减少种植失败率；⑦对于服用抗凝药物的老年患者，应使用微创方法进行手术，将术中出血减少到最小。

（三）骨质疏松症

骨质疏松症对老年患者种植成功率的影响，仍存在争议。一些学者认为骨质疏松与种植体脱落具有一定相关性，老年人由于骨质疏松颌骨密度降低，植体植入初期稳定性会较健康年轻患者明显降低[5]，同时，骨质疏松也被认为是种植体边缘骨吸收的一个重要因素。但也有研究显示健康人群和骨质疏松患者的植体存留率在统计学上并无显著差异。建议对骨质疏松症的老年患者种植术应采取较为保守的治疗态度。

（四）免疫系统疾病

老年患者因机体功能减退易患一些免疫系统疾病，影响口腔种植的疾病主要有类风湿性关节炎、干燥综合征等。其中类风湿性关节炎导致老年患者服用大量皮质类固醇药物，进而导致骨质疏松症，增加种植体周围的骨吸收风险，影响种植术后愈合。类风湿性关节炎会导致牙周炎、唾液减少和骨再生能力的下降，因此被认定为种植的相对禁忌症[6]。对于接受过器官移植和终身需要使用免疫抑制剂的老年患者，免疫抑制剂可能会影响种植体的骨结合。同时，这类老年患者的口腔内菌斑控制情况可能不尽如人意，进而增加种植手术感染的风险[7]。因此，对于患有免疫系统疾病的老年患者来说，应更加注意植体植入术前和术后的感染预防及控制。具体措施包括：①术前应进行彻底的牙周基础治疗并教会老年患者根据自身特点来控制菌斑；②种植术前术后都应该预防性使用抗生素；③手术时间尽量缩短，并尽量减少手术创伤；④建议比健康年轻人更长的骨结合愈合时间（3~6个月或以上）；⑤建议使用螺丝固位的种植修复方式以方便后期的拆卸和维护，选择固定或可摘局部义齿修复的器官移植手术患者需每隔6个月复查一次，及时对发生的龋齿及牙周炎症进行治疗。

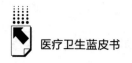

（五）舍格伦综合征

舍格伦综合征包括原发性和继发性两种，原发性即为口腔干燥综合征，表现为唾液腺、泪腺等外分泌腺分泌的功能障碍；继发性还结合了其他免疫疾病，如风湿性关节炎等。患者会出现唾液分泌量的减少，不利于可摘局部活动义齿、全口活动义齿的固定；唾液分泌量减少导致唾液中酶的抗菌作用丧失，加速了牙菌斑积聚，因此固定或可摘活动义齿基牙更容易发生龋病、牙周病，种植体更容易发生种植体周黏膜炎或种植体周炎，最终导致基牙无法保留、种植体松动脱落。

（六）长期用药老年患者对义齿修复及种植的影响

1.双膦酸盐类药物

老年骨质疏松患者常服用双膦酸盐类药物，服用这类药物导致最严重的并发症就是双膦酸盐相关性颌骨坏死，临床表现主要为颌骨裸露坏死、溢脓、颌面部肿胀疼痛等。此类患者尽量保留剩余牙体，对于必须拔除的残根、残冠需有完善的风险评估和术前准备，预防性使用抗生素，手术过程尽可能微创，术后定期随访，一旦出现双膦酸盐类颌骨坏死则需积极处理。牙槽骨愈合良好的患者可行固定或可摘局部活动义齿、全口义齿修复，每6个月复查一次。美国口腔颌面外科医师协会对该类患者的种植建议如下[8]。

①患者接受双膦酸盐治疗不足4年且没有其他危险因素，才可进行种植手术；②患者接受双膦酸盐治疗不足4年，同时接受类固醇皮质激素治疗，在植入前至少2个月联系其专家考虑停止用药，并且在骨愈合前不服用此类药物；③患者口服药物不少于4年的患者，无论是否使用类固醇皮质激素，均需要在植入前至少2个月停止服药，并在骨结合后再开始服药；④患者使用静脉注射双膦酸盐并与酪氨酸激酶抑制剂或抗血管生成药物联合进行治疗，骨坏死的风险明显较高，这是口腔种植的禁忌。对于使用双膦酸盐药物的患者，应详细告知其可能存在的风险，并在植入术前签署知情同意书。

2. 抗凝药物

老年患者常因脑梗死或心脏支架置入需服用抗凝药物，比如阿司匹林、氯吡格雷等，这会增加修复前拔牙术和种植手术术中和术后的出血风险。因此，在进行拔牙或种植前，必须先确定病人服药的原因，完善凝血功能检查，并就是否需要调整治疗方案征询有关科室医生的意见。目前，世界卫生组织推荐口服抗凝剂的首选基准是国际标准比例（INR），INR 正常值为 0.8~1.2，凝血治疗的允许水平为 2.0~3.0。如果 INR 小于 3.0，说明可以进行拔牙或种植手术。患者服用抗凝药物，需采取微创手术，以缩短手术时间并紧密闭合伤口，尽量减少拔牙术或种植手术导致的出血风险。

（七）老年患者生理及认知心理因素

对于那些伴记忆丧失、认知能力越来越差的老年患者，耐受力、适应力均下降，多颗牙固定修复可分区间分次进行牙体预备，活动义齿修复前应与患者充分沟通治疗步骤，让老年患者充分理解修复过程，从而可以更好地配合医生临床操作。部分老年患者对于种植牙修复可能存在误解、对于种植手术存在恐惧心理。面对这类老年患者，临床医生需要及时沟通耐心解释，以消除老年患者的恐惧心理，并尽可能选择最佳的种植治疗方案，既能缩短种植手术的时间，又便于后期的维护及修复。

综上所述，老年患者并非不可进行种植手术，但老年患者往往伴有各种系统性的疾病，或服用各种药物，这将增加种植治疗失败的风险，从而影响种植牙的成功率[9]。以安全为前提的修复治疗是老年患者的首选方案，术前应全面完善老年患者的全身检查，全面了解老年患者全身疾病，排除种植手术绝对禁忌症，改善相对禁忌症，尽可能设计微创、风险最低的种植修复方案，同时也利于种植后期维护。对于无法进行种植修复的老年患者，应根据剩余牙体情况，结合患者口腔卫生状况、全身健康情况、经济因素，综合牙体牙髓、牙周等多方面因素，选择合适的固定桥或可摘局部活动义齿、全口总义齿修复。

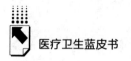
参考文献

［1］Srinivasan, M., et al., "Dental Implants in the Elderly Population: A Systematic Review and Meta-analysis", *Clinical Oral Implants Research*, 2017, 28 (8).

［2］Monje, A., et al., "Association between Diabetes Mellitus/Hyperglycaemia and Peri-implant Diseases: Systematic Review and Meta-analysis", *Journal of Clinical Periodontology*, 2017, 44 (6).

［3］〔瑞士〕佛罗克·穆勒、〔英〕斯蒂芬·巴特主编《老年患者的口腔种植治疗》,宿玉成主译, 辽宁科学技术出版社, 2019。

［4］Mashour, G. A., et al., "Perioperative Stroke and Associated Mortality after Noncardiac, Nonneurologic Surgery", *Anesthesiology*, 2011, 114 (6).

［5］Medeiros, F. D., et al., "Dental Implants in Patients with Osteoporosis: A Systematic Review with Meta-analysis", *International Journal of Oral and Maxillofacial Surgery*, 2018, 47 (4).

［6］Nagy, R., et al., "Impact of Rheumatoid Arthritis in Oral Surgery and Implantology Treatment Based on Literature", *Fogorvosi Szemle*, 2017, 110 (1).

［7］Korfage, A., et al., "Dental Implants in Patients with Sjögren's Syndrome", *Clinical Implant Dentistry & Related Research*, 2016, 18 (5).

［8］Tsao, C., et al. "Oral Health Risk Factors for Bisphosphonate-associated Jaw Osteonecrosis", *Journal of Oral and Maxillofacial Surgery*, 2013, 71 (8).

［9］Yuan, Q., *Dental Implant Treatment in Medically Compromised Patients*, Cham: Springer International Publishing, 2020.

B.11
全身疾病相关的老年人口腔疾病诊疗原则

专家组*

摘　要： 口腔作为全身的一部分，许多老年人常见的全身性疾病如心脑血管疾病、糖尿病、呼吸系统疾病等与口腔常见病关联紧密。老年人口腔疾病的控制、治疗和口腔健康维护是口腔临床常规而又重要的工作，需要口腔医生和老年专科医生密切合作，切实促进老年人全身健康，兼顾美观和心理，提高生活质量。

---

* 专家组成员如下：黄晓峰，博士，首都医科大学附属北京友谊医院主任医师、教授、博士生导师，主要研究方向为口腔医学，负责第一部分内容的撰写；李菁，首都医科大学附属北京友谊医院副主任医师，主要研究方向为口腔医学临床和教学，负责第一部分内容的撰写；靳赢，博士，中国医科大学附属盛京医院副主任医师、副教授、硕士生导师，主要研究方向为牙周免疫基础与系统性疾病的相互作用，负责第二部分内容的撰写；刘林，博士，首都医科大学附属北京安贞医院主任医师，主要研究方向为口腔颌面外科、口腔种植修复，负责第三部分内容的撰写；王左敏，博士，首都医科大学附属北京朝阳医院口腔科主任，主任医师、教授、博士生导师，长期从事口腔与全身疾病的基础和临床研究，主要研究方向为牙周炎与慢性阻塞性肺疾病的相关关系，负责第四部分内容的撰写；张朝霞，首都医科大学附属北京朝阳医院口腔科，主要研究方向为口腔疾病的防治，负责第四部分内容的撰写；赵颖，博士，首都医科大学宣武医院口腔科教授、主任医师、博士生导师，主要从事口腔疾病及口腔治疗与脑血管共病的相关研究，负责第五部分内容的撰写；郑玲，博士，首都医科大学宣武医院口腔科主治医师，主要研究方向为老年心脑血管病患者的口腔治疗，负责第五部分内容的撰写；周建，博士，首都医科大学科技处副处长，首都医科大学附属北京口腔医院科技处副处长、特诊特需科主任医师，博士生导师，主要从事口腔颌面组织发育与再生和种植外科与牙槽外科临床研究，负责第六部分内容的撰写；许梦茹，博士，首都医科大学附属北京朝阳医院，主要研究方向为口腔预防医学、口腔流行病学，负责第六部分内容的撰写；吕文馨，博士，首都医科大学附属北京朝阳医院，主要研究方向为口腔正畸学，负责第六部分内容的撰写；许铭炎，博士，厦门医学院附属口腔医院主任医师、教授、硕士生导师，主要研究方向为牙周炎症的表观遗传学机制，负责第七部分内容的撰写；王怡平，博士，厦门医学院附属口腔医院，主要研究方向为药物不良反应在口腔的表现、药物基因组学，负责第七部分内容的撰写。

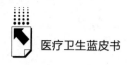

关键词： 老年人　全身疾病　口腔疾病　诊疗原则

一　与老年人口腔疾病相关的全身性疾病概述

老年人随着年龄增长会发生增龄性老化和失能，逐渐发生特有的疾病，比如阿尔茨海默病、骨质疏松、老年期抑郁症、神经性耳聋等。特有的老年共病（Comorbidity）和老年综合征（Geriatric Syndrome）都需要用多种方法对老年人的身心健康状态进行综合评估（Comprehensive Geriatric Assessment），这是决定其疾病治疗的重要依据[1]。

（一）口腔疾病与全身疾病息息相关

除了作为消化系统的入口，以及口腔咀嚼功能问题带来的食物摄入和消化问题之外，目前已经明确的老年口腔疾病与全身疾病的关系还包括：口腔疾病的致病菌可以进入循环系统引起或加重亚急性感染性心内膜炎、冠心病等心脏疾病；口腔内的细菌与吸入性肺炎有较强的相关性；糖尿病与牙周炎互为高危因素；口腔中存在大量的幽门螺杆菌是消化道溃疡的重要病因；长期不治疗的牙周病与全身的各种肿瘤都有相关性；牙齿缺失与阿尔茨海默病和寿命关系密切；等等[2~3]。而这些全身疾病，包括心脏病、慢性阻塞性肺病、肿瘤、阿尔茨海默病等，在老年人群中发病率都比较高。因此，口腔疾病并不是独立的病种，而是与全身疾病息息相关。

（二）口腔疾病导致全身疾病的局灶性感染理论

目前，口腔问题导致全身疾病的病因主要归咎于局灶性感染（Focal Infection）。包括口腔微生物改变、宿主免疫-炎症反应、其他局部因素和遗传因素等口腔问题可以直接或间接引起或加重全身其他脏器的疾病。

1.局灶性感染的直接影响

这种直接影响的证据来自全身疾病的累及器官中发现口腔特有的微生

物。比如，心脏瓣膜病以及血管内斑块中发现了口腔链球菌属、牙龈卟啉单胞菌、伴放线聚集杆菌、韦荣球菌属、齿垢密螺旋体、具核梭杆菌等微生物；慢性阻塞性肺病的肺部组织中发现牙龈卟啉单胞菌等；上消化道恶性肿瘤组织内存在牙周特异性细菌和螺旋体；肝纤维化组织内发现了中间普氏菌和牙龈卟啉单胞菌等；一些牙周致病菌如齿密垢螺旋体可以通过跨越血脑屏障侵入大脑，与阿尔茨海默病的发病相关；等等。

2.局灶性感染的间接影响

局灶性感染间接影响的证据证明，口腔炎症不但可以导致血液中急性炎症标记物（比如 C 反应蛋白）水平增加，也会导致局部和全身多种炎症因子（比如白细胞介素家族、前列腺素 E、肿瘤坏死因子等）和免疫调节细胞（比如白细胞、不同类型 T 细胞、巨噬细胞等）的异常，从而导致特定的全身疾病或加重全身疾病。

（三）口腔微生物与全身疾病的关系

目前已经发现口腔中的微生物超过 700 多种，包括细菌、真菌、病毒、支原体和衣原体等。口腔微生物是人类微生物群落的重要组成部分，在微生物之间的平衡以及健康与疾病之间的平衡中发挥着重要作用。在口腔中，微生物主要以菌斑的形式存在，主要附着于牙齿表面，以唾液蛋白为基底膜，由多种微生物共同组成[4]。从目前的研究结果来看，口腔微生物侵入人体主要通过四条途径：口腔原位、呼吸道、消化道和血液系统。

1.口腔原位途径

口腔原位感染性疾病主要包括龋病、牙髓及根尖周病、牙周病、涎腺炎、口腔黏膜疾病等。在这些疾病中，大部分情况都是由微生物在口腔局部产生致病作用，形成感染性疾病。

2.呼吸道途径

口腔微生物侵入呼吸道后，主要也是直接影响以及通过免疫反应影响呼吸系统组织器官，产生局部感染性炎症，进而与各种肺部的疾病相关，比如肺癌（重度牙周炎患者肺癌的发病率增加了 2.5 倍）和慢性阻塞性肺病。

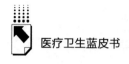
3.消化道途径

口腔与消化道相通，通过食物吞咽，大量的口腔微生物进入到消化道。幽门螺杆菌是导致消化道溃疡性疾病的重要病因，而口腔是一个储存幽门螺杆菌的"蓄水池"。口腔中的幽门螺杆菌不但可以导致口腔局部的炎症，也会源源不断地通过吞咽进入到消化道，关系到相关消化疾病的治疗和复发。因此，在治疗幽门螺杆菌导致的消化道疾病的同时，需要进行口腔治疗，清除口腔中的幽门螺杆菌。在肠道菌群失调时，个别口腔微生物，比如多重耐药的克雷伯菌属可以在肠道中定植，并在一些遗传易感的患者中引起严重的肠炎。除此之外，尽管可以发现口腔微生物存在于病变组织中，但是否可以直接引起消化道疾病的证据并不充分，至今也未见到相关报道，但已经证实一些全身系统疾病患者肠道中部分异常菌群来源于口腔。比如，在肝硬化患者肠道菌群中发现，丰度表达不同的菌落中有54%的菌群属于口腔特异性微生物；而类风湿性关节炎的自身免疫问题可能与患者的肠道中牙周病的致病菌（牙龈卟啉单胞菌和嗜血杆菌）相关。

4.血液系统途径

口腔局部伤口以及因为牙周病导致的牙龈出血创口都是口腔微生物及其代谢产物进入血液的途径。口腔微生物通过血液系统可以直接定植在相应的组织器官，比如心内膜、心脏瓣膜、血管内壁，甚至大脑、胎盘等，并直接对其产生影响；同时，微生物在局部产生的炎症和免疫介质，也可以通过血液系统到达人体各处，从而导致全身系统和个别器官受累。后一种情况在口腔与全身疾病的关系中更为常见。

（四）免疫因素在口腔微生物与全身疾病的作用

口腔微生物大多以牙菌斑的形式存在于牙齿、牙龈、黏膜等表面，菌斑生物膜具有丰富的细菌多样性。当生物膜动态平衡出现紊乱时，牙菌斑内的致病微生物增多，导致局部的组织炎症和出血。这种情况不但影响口腔组织器官的局部免疫应答，而且也会影响全身的免疫调节。

近20年来，口腔微生物与全身疾病关系的免疫因素逐渐被揭示，但还是有许多流行病学调查结果发现的与口腔微生物相关的全身疾病的机理未被揭示，比如肝硬化、多种恶性肿瘤、肥胖、肾病甚至寿命等，这些疾病或多或少与口腔微生物菌群的变化相关，进一步的免疫学研究仍在继续。

（五）全身疾病对口腔疾病的影响

现在可以明确，口腔疾病会直接或者间接地导致全身疾病，而另一方面，一些老年慢性病会导致和加速口腔疾病的发展[3]。典型的例子是糖尿病。尽管糖尿病本身并不直接引起口腔疾病，但是长期糖尿病会造成整体免疫反应降低，中性白细胞功能低下，局部组织器官中的小血管病变等不良后果，使得口腔组织的局部抵抗力下降，从而加重口腔疾病。

综上，老年人的口腔疾病与相关的全身性疾病关系密切，老年人口腔疾病的控制、治疗和口腔健康维护是口腔临床常规而又重要的工作。这对于促进老年人全身健康，兼顾美观和心理需求，提高老年人的生活质量，使之成为具备形体健全、功能正常、没有疾病、心理健康、适应社会的健康老年人有着积极的意义。

口腔医生在面对老年患者时，既要全面考虑其全身疾病的特点和发展阶段，进行必要的老年综合评估，也要考虑老年口腔疾病治疗的操作特点，进行口腔风险评估。在进行慢性病治疗和口腔疾病治疗时，为避免发生治疗中的不良事件，需要口腔医生与临床各科医生密切沟通与合作，综合考虑并调整老年患者的慢病用药方案或口腔治疗方案，避免口腔治疗的禁忌，为患者制订全面且切实可行的治疗方案，从而尽可能恢复老年患者的口颌系统功能。同时，也应该兼顾特殊的失能老人，给予他们更多关爱和口腔指导。

二 糖尿病伴口腔疾病老年患者诊治特点与原则

研究显示[5]，90%的糖尿病患者同时存在口腔并发症，与糖尿病密切相关的口腔疾病包括口干、龋病（包括根面龋）、根尖周病变、牙周疾病、口腔念珠菌病、灼口综合征、味觉改变、地图舌、舌苔裂、口腔扁平苔藓

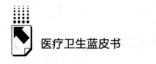

（OLP）、复发性口腔溃疡等。这一系列的口腔并发症会严重影响老年糖尿病患者的生活质量。

对糖尿病伴口腔疾病的老年患者进行口腔治疗前，需要医生和患者明确以下几点以评估治疗的风险：确诊糖尿病类型和患病时间长短；血糖控制水平［以糖化血红蛋白（HbAlc）为准］；是否存在糖尿病并发症史；目前系统疾病史及用药史以及患者的依从性。

（一）糖尿病伴牙周疾病老年患者的诊疗特点

以牙齿支持组织的炎症为特征的牙周病，在1993年被认定为是全球第六大糖尿病并发症[6]，糖尿病与牙周病生物学有着密切的关联。伴糖尿病老年患者的牙周治疗前必须检查是否有常规应用药物和糖尿病饮食，应避免安排在胰岛素药物作用峰值期，推荐在早饭后和服用降糖药物后约1.5小时再进行治疗操作，慎用含有肾上腺素的局麻药，总体在椅位上的治疗时间应控制在2小时以内，避免患者发生低血糖。在牙周炎治疗时，当患者身体状况不佳时，可行姑息治疗。具体治疗意见参见《维护牙周健康的中国口腔医学多学科专家共识（第一版）》[7]。

（二）伴糖尿病老年患者在口腔颌面部外科常规小手术中的诊疗原则

目前的拔牙术前血糖控制目标值为空腹血糖<8.88mmol/L，对于老年糖尿病患者，尤其是患病时间过长的老年人，往往达不到拔牙前严格的血糖控制指标，若强行严格控制老年患者空腹血糖<8.88mmol/L的标准，可能会在术后出现严重的低血糖反应。有国外研究指出，严格控制的糖尿病患者（血糖水平低于70mg/dl）易患低血糖症，尤其是合并心脑血管疾病的老年糖尿病患者，若在拔牙术前不合理地强化血糖控制，可能出现围手术期血糖波动，因而增加心血管事件发生的风险，尤其在发生无感知低血糖或低血糖昏迷时，后果更为严重[8]。因此，应根据老年患者年龄段、罹患糖尿病的时间、有无糖尿病并发症等情况进行综合评判和个性化分析，适当放宽口腔颌面部小型手术的空腹血糖界限。

（三）伴糖尿病老年患者种植手术的诊疗原则

为了保证种植手术的成功率及避免种植术后并发症的发生，建议在对年龄在 65 岁以上的老年糖尿病患者行种植手术术前利用糖化血红蛋白检查评估其近 3 个月的血糖控制情形，同时根据老年患者罹患糖尿病病期的长短、近 3 个月来的血糖控制情况、是否吸烟以及是否伴有全身并发症的情况进行系统评估，以便将种植体失败的危险降到最低[9]。良好的血糖控制可以促进骨整合，保持种植修复体的稳定。

老年糖尿病患者接受种植手术的条件尽量满足无明显的糖尿病并发症同时血糖控制在 150mg/dl（8.3mmol/L）以下，且患者不吸烟，手术前后应充分给予抗生素预防感染，以确保种植体的成功率及足够长的存留时间。同时术后适当协同使用具有骨保护作用的降糖药物，重视修复后的种植体周围组织健康以及后期维护[10]。

针对糖尿病患者治疗的基础仍是良好的血糖控制，在治疗前医师可参考糖尿病风险评分，充分进行术前评估，此举对牙周健康、口腔小手术的成功及种植修复的稳定性都有特别的意义。

三 心血管疾病伴口腔疾病老年患者
诊治特点与原则

心血管疾病（Cardiovascular Disease，CVD）是目前全球死亡和残疾的主要原因。《中国心血管病报告 2014》[11]数据显示，2014 年我国心血管病现有患者 2.9 亿人。心血管疾病死亡居城乡居民总死亡原因的首位，占 41%。预计至 2025 年，CVD 患病人数仍将快速增长。同时，随着年龄增长，老年人心脏储备功能下降，冠状动脉管壁变性，钙化明显，动脉粥样硬化逐渐显著，主动脉和大动脉的弹性明显减弱，左心室后负荷增加，致使收缩期血压升高，老年人成为心血管疾病的高危及高发人群[12]。老年人常见的心血管疾病包括高血压、冠心病、心律失常、心脏结构与心脏功能病变（瓣膜病

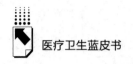
与心衰）等。伴发心血管疾病的老年患者在进行口腔疾病治疗时，不能只关注局部病变，而应综合考虑老年患者全身健康情况，尤其是其心血管疾病方面的情况，制订全面、安全、有效的诊疗计划，重点预防围手术期心血管并发症及术后出血的发生。

（一）围手术期心血管风险评估及并发症预防

围手术期心脏并发症好发于缺血性心脏病、左心室功能不全、心脏瓣膜疾病及心律失常的患者[13]，同时与口腔外科手术的大小、类型、持续时间、手术时机等因素有关。

口腔外科手术风险评估（仅考虑特定的外科操作，不考虑患者合并症前提下术后30天内心血管并发症死亡及心肌梗死风险的大概评估）多数为低风险（<1%，牙科手术、表浅手术）至中风险（1%~5%，头颈部手术），术前询问患者疾病史并进行必要的心脏状况评估非常重要，对于存在潜在的或已知心血管疾病风险，且风险因素较为复杂的患者，必须全面评估围术期心血管事件的风险，给予患者合理、安全的治疗计划，以提高围术期治疗效果，有效降低、预防围术期心血管事件与死亡的发生，提高手术安全性[13~15]。

手术和麻醉应激可增加心肌耗氧、减少心肌供氧、可诱发心肌缺血。术前患者"心肌缺血程度、左室功能和心脏瓣膜情况"3项指标是围术期心血管并发症的主要决定因素。根据欧洲心脏病学会（ESC）、欧洲麻醉学会（ESA）、美国心脏病学会（ACC）与美国心脏协会（AHA）指南的相关内容，以及我国以往指南及专家共识[14~16]，结合老年患者并发心脏疾病特点及口腔手术风险进行综合评估，提出合理安全的治疗计划和建议。

对于口腔急诊手术，如口腔颌面部外伤、出血的救治，不允许进行系统心脏评估和治疗，应询问患者心脏疾病病史，维持已有心脏病治疗。手术建议在心电监护下进行，尽量简化手术，减少手术时间。

患者存在不稳定心脏状况，包括不稳定型冠心病、急性心力衰竭、严重心率失常、有症状的心脏瓣膜病、30天内的心肌梗死和残存的心肌缺血等，择期手术应推迟或取消，由多学科医师会诊明确诊断并给予相应治疗。

对于心脏状况稳定的患者，牙科手术（包括拔牙、牙槽嵴修整、牙种植术等）、口腔颌面部表浅肿物切除术等低风险手术可以按计划进行。手术建议在心电监护下进行；而头颈部手术（包括颈淋巴清扫、上下颌骨截骨、涎腺手术等）等中风险手术，还需评估患者的心脏储备能力，即活动耐量，一般用代谢当量（Metabolic Equivalents，METs）表示。

心力衰竭是导致围术期和术后心脏事件的危险因素，严重的心力衰竭患者，建议推迟非急诊手术，通过内科治疗改善左心室功能。术前需行超声心动图检查评估左心室功能。

心脏瓣膜病（Valvular Heart Disease，VHD）的患者术前建议心脏超声心动图检查评估心功能；主动脉瓣狭窄患者无明显临床症状，无主动脉瓣手术史，可进行低风险口腔手术。对有症状的重度主动脉瓣狭窄的患者，建议在进行中危头颈手术前进行主动脉瓣置换。先心病患者、有心脏瓣膜手术史的患者进行口腔手术前、术后需预防性应用抗生素，预防细菌性心内膜炎的发生。

心律失常是围术期死亡率和发病率增加的主要原因之一。心律失常，如房颤和室性心律失常通常提示存在结构性心脏病，术前需行超声心动图等进一步检查评估。一般室性心律失常患者，包括室性早搏、阵发室性心动过速，心电图检查可以发现，患者可无明显自觉症状，患者的症状、体征主要是心脏原发病的症状和体征。一般心律失常患者术前建议继续服用抗心律失常药物，围术期心动过缓常对短期药物治疗反应良好，很少需要临时心脏起搏。已置入永久起搏器的患者可以安全地接受外科手术，但术中如使用高频电刀，术前需对起搏器进行程控，尤其是起搏依赖患者，术后再恢复原起搏模式。房颤治疗的主要目的是减轻或者消除临床症状，预防心房血栓形成及导致卒中等栓塞事件的发生，降低致死率或致残率。抗凝治疗是房颤治疗中的重要环节。

（二）抗栓治疗老年患者口腔治疗中出血的控制

血栓栓塞性疾病包括动脉血栓栓塞疾病、静脉血栓栓塞疾病以及心腔内血栓形成等疾病。血小板聚集是血栓形成的核心步骤。临床上抗栓治疗主要

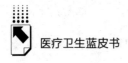

分为抗血小板治疗与抗凝治疗两大类，已广泛用于各种心血管疾病的预防与治疗。长期应用抗栓治疗的患者，停用抗栓药物可能会使体内凝血系统出现高凝状态，增加血栓栓塞风险。因此，心血管疾病患者在围手术期继续抗栓治疗可能增加手术出血风险，而停药可能增加血栓栓塞风险。临床医师需对手术出血风险和停药血栓风险进行评估。

根据手术出血风险，可将各类有创操作和外科手术分为极高风险、高风险、中风险、低风险、极低风险5类[17]，而口腔治疗中，口腔外科手术被定为高出血风险，而拔除单颗牙齿或洁治术被定为低出血风险。

对于接受高出血风险的口腔外科手术患者，应用口服华法林抗凝治疗的患者术前可采用围术期肝素桥接抗凝治疗方案。使用双抗治疗的患者可以在双抗治疗周期结束后进行手术，或者在心脏科医师许可下手术前停用一种抗血小板药物，一般在术前5天停用氯吡格雷[18]。

多项临床研究证明[19~21]，抗栓治疗患者口腔手术围术期继续抗栓治疗，通过加强局部止血，拔牙、牙周手术、牙槽嵴修整、牙种植术等口腔手术后出血情况均可得到有效控制。华法林抗凝患者牙科手术后出血风险大于抗血小板患者，口服非华法林新型抗凝剂患者口腔手术出血风险进一步降低。口服抗凝药患者如发生延迟出血者或严重出血事件，除加强局部止血措施外，可急诊肌注维生素K110mg，或者应用凝血酶原复合物、新鲜血浆等治疗措施。

四　呼吸病伴口腔疾病老年患者的诊疗特点与原则

呼吸病是与口腔疾病关系密切的全身疾病之一。呼吸病的患病率在成年人群中随着年龄增长不断升高，因此，呼吸病伴口腔疾病的老年患者的临床诊疗值得关注。

（一）呼吸病伴口腔疾病老年患者的诊疗特点

1.口腔疾病对呼吸疾病的影响

口腔感染灶是肺炎、慢性阻塞性肺病（Chronic Obstructive Pulmonary

Disease，COPD)、哮喘等肺部疾病的独立危险因素[22]。口腔微生物群紊乱引起肺生物群的紊乱[23]，同时口腔微生物群紊乱也会引起机体免疫紊乱、肺功能下降[24]。牙周疾病是口腔疾病中影响呼吸的主要疾病。研究表明，伴牙周炎的患者出现支气管炎症的风险是不伴牙周炎患者的5倍，同时，牙周炎症越重，其罹患COPD的可能性越高[25~26]；较差的口腔卫生状况和低刷牙率与COPD急性发作显著相关，经过牙周治疗干预后，COPD急性发作频率下降[27]；专业的口腔护理可使老年患者肺炎发生率下降[28]、COPD恶化的频率下降[29]；伴深牙周袋的牙周炎老年患者死于肺炎的风险显著高于无深牙周袋老年患者[30~31]。

2. 呼吸疾病对口腔疾病的影响

慢性气道疾病主要表现为反复发作的喘息、气急、胸闷或咳嗽，病理特征为呼吸道炎症与阻塞。当这类患者长期吸入用药，唾液分泌受到抑制，唾液流量及成分发生变化，从而导致龋病、酸蚀症的发病风险增加[32]。此外，吸入性糖皮质激素（Inhaled Corticosteroids，ICS）抑制机体免疫，减少唾液中IgA含量，增加唾液中葡萄糖含量，为念珠菌生长提供有利环境，口腔黏膜念珠菌感染可表现为颊黏膜、口咽及舌侧缘出现白色、柔软的斑块，假膜脱落有红斑或溃疡，味觉改变，口臭等[33~34]。

（二）呼吸病伴口腔疾病老年患者的诊疗原则

1. 老年呼吸病患者口腔诊疗前风险评估

（1）对全身情况的评估

首先应对患者的全身情况进行评估，详细了解全身病史，询问用药情况，进行危险评估，从而制订个性化的治疗方案。口腔科医师应了解患者肺部疾病的症状和体征，如呼吸频率增加、发绀、杵状指、慢性咳嗽、胸痛、咯血、呼吸困难或正呼吸以及喘息。口腔科医师还应该知晓处置急性加重的情况，哪些药物禁用于该类患者，必要时用肺功能检查来评估患者的呼吸功能。COPD诊断的金标准是肺功能检查，第1秒用力呼气量（Forced Expiratory Volume，FEV_1）/用力肺活量（forced vital capacity，FVC）<70%

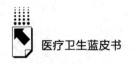

即可诊断。根据 FEV_1 占预计值的百分比进行功能分期，$FEV_1 \geqslant 50\%$（轻-中度）可以耐受口腔治疗；若 $30\% \leqslant FEV_1 < 50\%$（重度）；若 $FEV_1 < 30\%$ 或 $FEV_1 < 50\%$ 且伴有慢性呼吸衰竭为极重度，应避免口腔治疗。

常规口腔诊疗前应控制呼吸道系统原发疾病，排除和预防肺部感染。若不满足以下情况仅处理口腔急症：体温正常，无急性上呼吸道感染症状，无或偶有咳嗽，无痰或少量白色黏液痰，动脉血气分析在吸空气状态下氧分压（PaO_2）$\geqslant 70mmHg$、二氧化碳分压（PCO_2）$< 50mmHg$、氧饱和度（SPO_2）$>90\%$。

气道并发症的高危因素有：年龄 >70 岁、吸烟指数 >400 年支、哮喘、气道高反应性、COPD、肥胖或体表面积 $>1.68m^2$、低肺功能、呼气峰值流量（Peak Expiratory Flow，PEF）$<300L/min$、致病性气道定植菌、营养代谢紊乱、既往放化疗史及手术史等。口腔科医师应该对以上高危因素充分知晓，并对患者进行评估后决定进一步治疗计划。

（2）口腔诊疗的风险评估

口腔治疗中使用的药物和材料以及口腔治疗本身，可能引发超敏反应，诱发哮喘等急性症状。口腔诊疗中可能引发超敏反应的有：含氟涂料中的松香；局麻药物中的亚硫酸盐；超声手机产生的气溶胶，牙釉质粉末，牙科材料残留物；长期的仰卧位；牙科治疗中紧张焦虑的情绪。所有可能诱发严重的支气管痉挛的口腔治疗，必须由经验丰富的医务人员在具备一定的抢救条件下进行。

2. 口腔诊疗前准备

口腔诊疗前，应确保患者知情同意，缓解患者焦虑紧张的情绪，增加患者依从性。强调戒烟的重要性，建议吸烟者在口腔治疗 $4\sim6$ 周前彻底戒烟。口腔治疗前还可以嘱咐患者进行深呼吸、咳嗽锻炼、肺康复训练（吹笛式呼吸等）。口腔治疗前还应询问患者是否携带应急吸入药物，治疗过程中可将其放置于牙椅治疗台面上，确保患者能迅速获得吸入剂缓解慢性气道疾病急性加重。

3. 口腔诊疗时的注意事项

呼吸病患者在口腔诊疗时应注意管理困难气道和高反应性气道，避免呼吸窘迫和呼吸抑制。

（1）为患者提供舒适、安静的治疗环境

由于寒冷的空气可能刺激肺病患者出现咳嗽咳痰等急性发作症状，因此，口腔治疗时应尽量为患者提供温暖湿润的环境，并保持足够的水分以减少对呼吸道的潜在影响。由于喘息、呼吸困难一般下午或者夜间发作较多，所以治疗时间以安排在上午为宜。口腔治疗计划应避免过于复杂，治疗过程尽量微创，治疗时间尽量缩短，及时监测生命体征[35~36]。

（2）避免使用可能导致呼吸抑制的药物（如麻醉剂、镇静剂或全身麻醉剂）

避免双侧下颌神经阻滞麻醉，尽量选择局部麻醉，局麻用药首选利多卡因，不宜使用含肾上腺素局麻制剂。如需全麻下治疗，医师需对患者的呼吸储量及对全麻的耐受力进行评估。治疗过程可以使用镇静，推荐的首选药物为短效苯二氮镇静剂咪达唑仑，应避免使用巴比妥类强力镇静药、笑气以及高流量氧，以防止呼吸抑制的发生。

（3）调整椅位，使患者实现最大通气效率

患者呼吸功能减退时，需要直立坐在诊椅上。直立位时呼吸肌可以更好地辅助呼吸运动；而水平位或半立位时，患者可能会感到呼吸困难，甚至发生误吸或呛咳，可能引起肺炎。在治疗过程中配合使用吸唾器，保持患者喉部清洁，以防止物理性气道阻塞。

（4）哮喘患者、COPD 患者、口呼吸患者禁用橡皮障

4. 口腔诊疗过程中慢性气道疾病急性发作处理原则

慢性气道性疾病的急性症状包括支气管哮喘急症和 COPD 急症。哮喘急性发作，是指喘息、气促、咳嗽、胸闷等症状突然发生或原有症状加重。COPD 急症典型表现为呼吸困难加重、咳嗽加剧、痰量增多和（或）痰液变浓。口腔诊疗过程中，如果出现慢性气道疾病急性发作，应遵循以下原则[37~38]：①立即停止口腔诊疗操作，患者采取半卧位，保持呼吸道通畅；

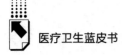

②对于哮喘患者立即给予 β 受体阻断剂及糖皮质激素，必要时给予吸氧，建立静脉通道；③通气和换气功能严重障碍者，应当采取积极的气道管理和呼吸支持，积极控制和改善低氧血症；④呼吸心搏骤停者，要立即实施心肺复苏。

5. 术后用药

由于疼痛可能导致患者无法有力或有效咳嗽，导致痰液及气道内分泌物不能充分排出，从而增加肺不张和肺部感染的发生风险。因此，呼吸病患者的疼痛管理是保证口腔治疗后镇痛效果的重要环节，在实施时应强调个体化镇痛，提倡预防性镇痛和多模式镇痛联合应用。有的哮喘患者在服用阿司匹林数分钟或数小时后出现哮喘急性发作，因此，当有临床需要使用非甾体抗炎药（Nonsteroidal Antiinflammatory Drugs，NSAIDs）时，建议使用选择性 COX-2 抑制剂。此外，如果口腔治疗后需要口服抗生素，应注意，使用茶碱的患者禁用大环内酯类药物，如红霉素、阿奇霉素等。

6. 呼吸病患者的口腔健康宣教

慢性气道疾病患者的口腔健康宣教目的是预防呼吸道感染、降低住院频率、减少慢性气道疾病急性加重风险、提高生活质量，其内容主要包括加强日常口腔护理、控制牙菌斑、清除口腔感染灶。

对需要药物吸入治疗呼吸病的老年患者，口腔医师及呼吸科医师均应告知药物吸入潜在的副作用，并建议患者减少药物在口腔内的停留时间；药物吸入后建议立即使用中性漱口水（水或含氟漱口水）漱口；同时控制糖的消耗，多食用低致龋风险的食物以及糖代替物等，增加水分摄入。对于已经发生口干的患者，吮吸柠檬、葡萄，咀嚼无糖口香糖及少食多餐可以刺激唾液分泌，必要时配合使用人工唾液，改善口干。

建议慢性气道疾病老年患者加强口腔卫生控制。个人菌斑控制方法包括改良 BASS 刷牙法，使用牙线、牙缝刷及冲牙器等。建议慢性气道疾病患者定期进行口腔检查，必要时通过专业牙周洁治和刮治的方法进一步清除牙菌斑。建议慢性气道疾病患者预防性使用氟化物，及时进行窝沟封闭及龋齿充填，减少牙体牙髓疾病的发生。

建议长期佩戴义齿的老年患者清洗义齿后将其浸泡于含制霉菌素或碳酸氢钠的碱性溶液中。当患者出现口腔念珠菌感染时，建议使用2%~4%碳酸氢钠溶液含漱，并可在口腔医师指导下使用制霉菌素甘油涂抹口腔。

五 脑血管病伴口腔疾病老年患者诊治特点与原则

脑血管疾病作为危害中老年人身体健康的主要疾病之一，包括各种原因导致的脑血管性疾病，例如脑卒中、颅内动脉瘤、颅内血管畸形等[39]。脑卒中（Stroke）是其中最主要的类型，又分为缺血性脑卒中（包括脑栓塞，脑血栓形成以及短暂性脑缺血发作）和出血性脑卒中（包括脑出血和蛛网膜下腔出血），其中，缺血性脑卒中更为多见[40]。脑卒中患者预后和存活期依据病情不同而不同，但由于患者年龄往往偏大，其口腔治疗的需求呈现不断增加的趋势。同时脑卒中致残率高，加之病情的反复性和治疗的长期性，对于口腔治疗提出了很大的考验。

同时，越来越多的研究已证实，口腔疾病（包括牙周炎、龋病、牙列缺损与缺失和口腔护理不良等）与脑血管病存在明显的相关性。积极治疗口腔疾病、定期专业的口腔预防性护理能够降低脑血管病的发生与发展[41]。另一方面，脑血管病伴口腔疾病患者多属高龄，常合并多种脑血管疾病，自身调节能力降低，加之诊疗过程中紧张、疼痛等应激因素均可能加重患者的病情，进而诱发脑血管疾病意外，甚至危及生命，因此，脑血管病患者口腔诊疗的操作风险不容忽视[42]。

针对脑血管病伴口腔疾病老年患者的特点，需要制定合理规范的口腔诊疗流程，并选择适宜的口腔诊疗技术为这部分患者保驾护航。大量临床研究结果显示，口腔诊疗前对患者进行全身健康状况、脑血管病严重程度、心理和精神状态的全面评估，有利于我们制订合理的治疗方案，包括治疗前的干预措施、无痛微创口腔治疗以及出现意外时的抢救措施等，降低不必要的治疗风险，保障老年患者的生命安全[43]。

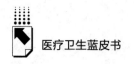
（一）脑血管病伴口腔疾病老年患者口腔治疗的难点

脑血管病患者经救治存活者往往出现较为复杂的后遗症，包括意识障碍，轻者神志改变、反应迟钝，重者成为植物人；神经功能障碍，出现偏盲、偏瘫、偏身感觉障碍，并发帕金森等；语言功能障碍，出现失语或者是构音障碍；相当一部分患者还会并发睡眠呼吸暂停以及癫痫发作等。这些后遗症给口腔诊疗带来的主要难点问题如下。

（1）意识障碍和神经功能障碍可导致理解力下降和运动功能障碍等，导致张口受限、张口偏斜以及帕金森特征性运动障碍等难以自控的状态，影响患者自身口腔卫生维护能力；并发睡眠呼吸暂停患者的张口呼吸，会造成口腔卫生状况恶化、各种口腔疾病高发。同时这些后遗症也会严重影响患者接受和配合口腔治疗，甚至完全不能配合。

（2）语言功能障碍导致患者无法清晰表述病情，影响对口腔病情的判断和治疗中的有效反馈与沟通，导致诊疗难度加大，同时也增加了口腔主诊医师的精神压力。

（3）脑血管病长期的药物治疗，例如抗血栓药物的使用，造成拔牙或口腔手术等有创治疗的出血风险增加。

（4）脑血管病患者自身调节能力下降，口腔治疗中的紧张、焦虑和疼痛刺激可能增加脑血管病发作的风险。

（5）脑血管病情的反复发作，影响口腔诊疗中常规的复诊和治疗进度，可能导致口腔治疗失败甚至病情恶化。

（二）脑血管病伴口腔疾病老年患者诊疗流程与应急预案

1.建立诊疗流程

脑血管病伴口腔疾病老年患者诊疗流程见图1。

2.建立应急预案

（1）建立脑血管病患者口腔治疗突发情况应急预案，建立口腔诊室应急团队，配备急救设备、器械和药品。

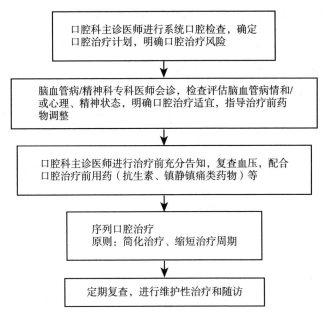

图 1　脑血管病伴口腔疾病老年患者诊疗流程

（2）与口腔科与神经外科、急诊科协作制订急救预案，后备专科急救医生，开通急救绿色通道。

（3）必要时启动诊室应急团队，激活急救绿色通道。

（三）脑血管病伴口腔疾病老年患者的治疗前评估

治疗前评估，就是医护人员在详细了解患者全身病史的基础上，通过口腔检查对患者需要接受的口腔治疗风险度进行评估，同时对患者脑血管疾病病情现状及心理、精神状态进行评估，通过综合评估，找出现存治疗风险和潜在问题，制定相应的预防和干预措施，保证安全、稳妥地完成口腔治疗，有效防范医疗风险。

1. 口腔主诊医师对患者进行系统口腔检查，并做出评估

（1）口腔疾病的严重程度，是否急需治疗？

出现牙痛或急性感染症状者需尽早治疗，无明显症状的或慢性炎症者可择期待脑血管病情稳定后（通常半年以上）再进行口腔治疗。

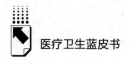

（2）目前罹患口腔疾病是否与脑血管病密切相关？

已有大量研究证实，长期的牙周炎是心脑血管疾病发生的独立危险因素，牙周致病菌入血可以引发心脑血管病。

（3）患者短期内需要接受哪些口腔治疗？

（4）相关的口腔治疗对脑血管病的控制是否有利，治疗过程是否可能增加脑血管疾病发作和发展的风险？

一方面，牙周基础治疗能够去除牙石、软垢、菌斑，有效控制牙周致病菌入血，减少其诱导的宿主免疫反应诱发脑血管病发生和发展。另一方面，无有效术前评估和术中监控的拔牙、种植牙等有创性口腔治疗，有可能导致患者因疼痛、紧张而增加脑血管病急性发作的风险。

（5）采取何种干预和治疗措施能够降低脑血管病发作和发展的风险？

口腔治疗前预防性使用抗生素，术中采取无痛、微创治疗，能够有效避免诱发脑血管病发作和发展。

2. 脑血管病/精神科专科医师对患者脑血管疾病病情以及心理、精神状态进行评估，给出评估意见和临床干预指导

（1）脑血管病病情，包括发病时间、严重程度、是否经过手术治疗、何种手术治疗以及手术时间等，以及脑血管病的恢复情况，是否适合进行口腔相关治疗？

通常短暂性脑缺血发作、脑出血或脑卒中发作以及介入治疗和手术治疗后至少半年以上方可进行有创性口腔治疗，包括拔牙、种植牙等颌面部小手术。

（2）正在服用的药物（如阿司匹林、华法林等抗血栓药物）是否影响口腔相关治疗？

脑血管病患者（尤其是脑血栓患者）通常需要长期服用阿司匹林、华法林等抗血栓药物，尤其是服用华法林可致患者夜间牙周出血，服药期间进行拔牙、牙周治疗和种植牙等有创性治疗导致出血量增加，易并发治疗后或手术后出血。

（3）能否短暂停药或者换药，以及停药或换药可能给脑血管病情带来

的风险是什么?

传统观念认为,拔牙等有创治疗前应适当减量或暂停服用抗凝药物 3~5 天,但现有研究显示,拔牙后出血的风险远远小于因停药而导致的血栓风险。单独服用小剂量阿司匹林的患者拔牙前通常可不停药。服用华法林抗凝治疗的患者,需监控其凝血酶原时间国际标准化比值(International Normalized Ratio,INR),通常老年人拔除非阻生牙、牙周治疗、种植牙等手术前,控制 INR<2.0 可不停药[44]。

(4)患者的心理、精神状态能否耐受口腔相关治疗?

脑卒中后抑郁症(Post-Stroke Depression,PSD)的发生在发病后 3~6 个月为高峰,2 年内发生率为 30%~60%。焦虑症在脑卒中后的发生率为 3%~11%,其存在与抑郁显著相关。可通过"HAMILTON 抑郁量表"和"HAMILTON 焦虑量表"评估诊断抑郁症与焦虑症[45]。

(四)脑血管病伴口腔疾病老年患者口腔治疗的原则和措施

脑血管病伴口腔疾病老年患者口腔治疗的原则:术前评估、合理干预、全程监护、无痛微创、减少出血、控制感染。具体的措施包括以下内容[46]。

1. 治疗前进行充分有效的沟通

将患者病情、治疗方案、治疗必要性、可能风险以及拟采取降低风险的措施,以通俗清晰的语言告知患者及家属,建立医患互信,并签署知情同意书。

2. 治疗前对脑血管病情的干预控制

(1)治疗前确保各项指标尽量控制在正常范围及相对稳定的状态。

(2)长期应用抗血栓药物需要口腔有创治疗的患者,根据脑血管病专科医师的建议,继续服用或适当减量、换药、暂停服药 3~5 天后再进行口腔有创治疗,以防治疗后或术后出血。

(3)术前用药,如患者术前紧张及焦虑情况严重,可在专科医师指导下术前适量应用镇静药物,以降低紧张情绪给脑血管病患者带来的突发风险。

3. 提供安静舒适的治疗环境

(1)诊室宽敞明亮清洁,配备适合于老人的综合治疗台和其他辅助用

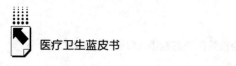

具，如靠背、软枕等。

（2）医护人员对患者亲切、真诚，倾听患者的口述，让患者感受到医护人员对他的关注，拉近心理距离。

（3）允许 1~2 个家属陪同老人治疗，增加病人安全感。

（4）对有牙科治疗恐惧病史的患者给予心理安抚，展示同类疾病的成功病历，转移注意力，减缓压力。

4. 检查并做好应急救治的准备工作

对伴发脑血管病患者治疗中可能发生的紧急情况做好评估，准备应急救治设备和药品等。

5. 治疗中全程心电监护下操作

监控患者的生命体征（包括心率、血压、血氧等），尽可能采取无菌、无痛、微创的治疗技术，避免治疗疼痛，减少术中出血并控制感染。

6. 嘱咐患者及家属口腔治疗后注意事项

术后可适当留观、电话随访，密切关注患者脑血病症状，如果患者出现身体不适，及时指导患者到医院治疗。

六 其他全身病伴口腔疾病老年患者的诊疗特点与原则

老年人随着年龄增长会发生增龄性老化和失能，并逐渐发生老年人特有的疾病，如认知障碍、骨质疏松、神经性耳聋等，身患这些疾病的老年人伴发口腔疾病时，接诊医生应进行全面评估，制订合理的诊疗方案。

（一）认知障碍

认知障碍一般是指由各种原因引起的不同程度的认知功能损害，认知障碍给患者的家庭和社会带来了严重的心理和经济压力[47~48]。研究表明，老年认知障碍患者口腔健康状况不佳，口腔健康状况与老年人的认知功能存在显著相关性。

1. 口腔疾病与认知障碍的相关性

（1）龋病与认知障碍

研究发现，阿尔茨海默病与患龋牙数、炎症负担等有较高的相关性[49]。Chen 等[50]讨论了认知功能障碍、口腔卫生自我维护能力和龋齿严重程度之间的相关性，发现在不调整口腔卫生自我维护能力的情况下，社区老年人的认知功能与龋齿或残根数有关，而口腔卫生自我维护能力受损的老年人患龋的风险更高。因此，提高老年人的口腔护理能力可以有效降低龋齿的发生率。

（2）牙周病与认知障碍

研究发现[51]，牙周疾病会引起慢性外周炎症，从而导致患者认知功能减退。队列研究结果显示，牙周炎症、重度牙周炎与认知水平有相关性，牙周炎是轻度认知功能障碍的主要危险因素之一[52]。最近的一项研究[53]还发现，2 型糖尿病患者的认知功能障碍与牙周炎之间存在相关性，牙周炎可导致糖尿病患者认知能力下降。

（3）牙齿缺失与认知障碍

记忆力减退的患者牙齿缺失情况往往相对严重。研究表明[54]，牙齿缺失与痴呆症和轻度认知障碍呈正相关。一项对认知功能正常的受试者进行的前瞻性研究表明，随着天然牙数量的减少，这些受试者的认知功能评估得分显著下降；而相较于口内少于 20 颗牙齿（包括天然牙和人工牙）的受试者，拥有 20 颗及以上牙齿的受试者认知功能评估得分更高[55]。

（4）咀嚼功能障碍与认知障碍

患者的咀嚼功能直接与口内剩余牙数相关，咀嚼功能障碍可导致大脑结构和功能改变，抑制海马体功能，导致视觉空间障碍和记忆障碍，从而增加认知能力下降和痴呆的风险[49,56]。因此，及时修复缺失牙齿，尽量维持和恢复咀嚼功能是改善患者认知能力、延缓认知障碍发展的早期干预措施之一。

（5）口腔颌面部疼痛与认知障碍

研究表明，慢性疼痛患者认知障碍的患病率很高，尤其是注意力、记忆和执行功能的下降[49,57]。老年认知障碍患者常伴随口腔颌面部疼痛的症状，

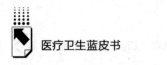

但不自知或无法清楚地表达。调查发现，大约50.3%的轻度认知障碍或痴呆患者有潜在的口腔疼痛症状[58]。因此，有必要定期检查评估认知障碍患者的口腔状况，及时采取相应的措施缓解可能存在的疼痛。

2. 认知障碍是不良口腔健康状况的危险因素

相较于认知正常的老年人，认知障碍患者的口腔健康状况较差[57]，认知障碍的严重程度与日常口腔卫生、菌斑积累和牙龈出血间存在相关性[59]。一方面，由于认知功能和行为功能的下降，老年认知障碍患者的日常生活能力在一定程度上有所下降，他们往往容易忽视传统的口腔保健，甚至无法清洁自己的口腔，从而影响口腔健康，导致现有口腔疾病的加重。另一方面，很多抗痴呆药，如乙酰胆碱酯酶抑制剂等，会降低患者的唾液流速和缓冲能力，改变口腔内pH值，进而引起口干、软组织损伤等，长期服用此类药物会提高牙周病、龋齿等口腔疾病的患病风险。因此，有必要加强对认知障碍患者的照顾者和家庭的科普，提高他们对患者的口腔健康干预意识和能力。

3. 认知障碍伴口腔疾病老年患者的诊疗原则

（1）安全

口腔治疗前应对认知障碍患者的全身状况及风险进行评估，进行全面综合考虑，选择合适的治疗时机和治疗方案。由于患者有认知障碍，口腔治疗过程应格外注意操作安全，且需有家属或其看护人进行陪护。

（2）有效

制订适合认知障碍患者自身特点的口腔治疗方案，口腔治疗及口腔修复方式侧重恢复咀嚼功能并尊重患者及其家属的意愿，兼顾舒适、美观、经济。

（3）微创

认知障碍患者对口腔治疗的配合较差，口腔治疗过程需时刻遵循微创理念，操作精细精准，减少疼痛或不适，缩短治疗周期及每次治疗时间。

（4）健康

对认知障碍患者的口腔健康宣教主要针对其家属或其主要看护者进行，口腔健康宣教需要贯穿诊疗过程，使患者保持良好的口腔卫生习惯。尤其叮嘱可摘义齿修复患者勿戴修复体入睡，若老年患者不能自我摘戴，可由家属等人帮助进行修复体摘戴及清洗等工作。

（5）知情同意

对于认知障碍患者，任何口腔治疗前均应取得其直系亲属或监护人的知情同意。

（6）姑息治疗

对于老年口腔治疗的患者，必要时可行姑息治疗，及时解决患者的疼痛问题，适当恢复患者牙列的形态与功能。

（二）骨质疏松

骨质疏松（Osteoporosis，OP）是老年女性的多发病，其临床表现为骨密度和骨质量下降，骨微结构破坏，骨脆性增加，骨质疏松常随年龄的增长而加重。

牙槽骨是全身骨骼系统的一部分，其健康程度与牙齿能否在口腔内正常存留密切相关。一方面，对于牙周维护欠佳的患者，骨密度降低更易加速牙槽骨的水平吸收，导致牙齿的松动甚至脱落。另一方面，对于已有牙齿缺失的患者，骨质疏松一定程度上影响着修复及种植的效果。

1. 种植治疗与骨质疏松

骨质疏松症患者的种植成功率很高，骨质疏松不是种植手术的绝对禁忌症，但骨质疏松一定程度上影响着种植钉与骨的结合。骨质疏松状态下种植体周围新骨的形成晚于没有骨质疏松症和代谢性疾病的患者[60]，骨质疏松对种植体界面的早期骨愈合有一定影响，植入后初期稳定性较差，但对于已经形成骨结合的患者，种植体和周围骨结合的程度与是否患有骨质疏松症无关[61]。

抗骨质疏松药物可以改善种植体与周围骨的结合。雌激素可直接调节骨代谢水平，对骨质疏松患者进行雌激素替代疗法可促进种植体界面处新骨的形成[62]。双膦酸盐能够诱导骨质疏松患者的成骨细胞分泌抑制因子，与仅使用雌激素替代治疗组相比，仅使用阿仑膦酸钠的骨质疏松患者在形成骨结合后，力学性能方面有明显的改善[63]。

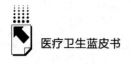

中医博大精深，治疗骨质疏松以补肾益精为主，补骨胶囊、补肾方剂能够增加种植体周围成骨细胞的数量，促进骨重建，加速骨缺损愈合，提高骨结合质量[64]。

2. 骨质疏松老年患者的种植修复诊疗原则

种植治疗的绝对禁忌症很少，在对骨质疏松患者进行种植修复前，需要全面分析每个患者的特点，仔细评估患者全身情况以及缺牙区骨量以及骨密度，在经过完善的牙周治疗及积极的骨质疏松治疗后行种植修复可以有较好的预后。使用表面骨结合性能更好的种植体、以骨挤压的方式植入以及适当植入骨粉可以提高种植体的稳定性。

（三）其他全身疾病伴口腔疾病的诊疗特点

耳聋是老年患者的常见现象。老年人去口腔诊所就诊时，耳聋严重影响医生、护士和患者之间的沟通。因此，口腔临床医生应重视耳聋患者的诊断和治疗。

（1）关注耳聋患者的心理需求，对患者的焦虑心理进行疏导。

（2）认真开展患者口腔健康教育工作，通过示教向患者提供口腔健康指导。

（3）治疗中时时与患者沟通，关注患者表情，避免患者对治疗方案或治疗操作产生困惑与抵触。

七　住院老年患者口腔健康相关生活
质量及影响因素调查

（一）住院老年患者口腔健康现状

第四次全国口腔健康流行病学调查结果显示，我国老年人口腔疾病患病率较高[65]。而大多数住院老年患者（95.71%~99.78%）存在一种或多种口腔健康问题[66]，提示他们的口腔健康状况明显不如非住院的老年人。

目前多采用汉化版 Kayser-Jones 简明口腔健康检查量表对我国住院老年患者的口腔健康状况调查[67]。该量表共有 10 个维度，各维度采用 3 级评分，正常为 0 分，有问题为 1 分，问题严重为 2 分。结果显示，住院老年患者中 95.71%口腔卫生状况差，89.05%有天然牙问题，87.33%有牙龈问题；调查样本中口腔健康情况最好的老年住院患者得分也仅为 2 分，表明口腔健康情况问题普遍严重[68]。此外，住院老年患者常患有真菌感染（其中口腔假丝酵母菌总分离率可达 44.69%~62.75%），这与老年人免疫功能降低，唾液腺及口腔黏膜萎缩等增龄性变化，以及佩戴义齿、卧床等因素有关[69]。

虽然国内外研究均提示住院老年患者口腔健康问题较突出，但在临床工作中，这一情况并未得到医护人员及患者本人的足够重视。仅有不到三成住院老年患者受到口腔卫生健康教育的指导；当他们不能自行清洁口腔时，仅有 2/3 的患者获得了他人的帮助。此外，约 30%的老年患者在住院期间存在口腔不适，但仅有约 5%的患者主动告诉了医护人员。因此住院老年患者的口腔健康状况不容乐观[70]。

（二）住院老年患者口腔健康相关生活质量及健康状况

采用汉化版老年口腔健康评价指数量表（Geriatric Oral Health Assessment Index，GOHAI）对我国住院老年患者口腔健康相关生活质量进行调查[71]。该量表从生理功能、社会心理功能及疼痛不适等三个方面的 12 个条目进行量化，量表分值介于 12~60 分，分值越高代表口腔健康相关生活质量越好。

老年住院患者的 GOHAI 得分较低，表明该群体与口腔健康相关的生活质量不高，其中牙齿咀嚼困难、牙齿敏感、牙齿外观、食物的种类以及性状是导致 GOHAI 各维度得分较低的原因[72]，因此提供软硬度、温度、甜度适宜的食物可提高老年患者住院期间的口腔健康生活质量。

此外，老年住院患者营养不良的发生率为 28%~60%[73]，远高于社区老年人。老年住院患者营养状况与口腔健康状况关系密切，龋齿、牙周疾病、味觉障碍、吞咽问题、咀嚼力差等直接影响老年人营养的摄入。因此关

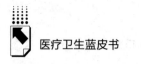

注老年住院患者的口腔健康将利于减轻老年住院患者营养不良的程度及发生率，进而直接影响疾病的治疗与康复[74]。然而，目前我国许多医院对老年住院患者只做了营养评估，缺乏口腔健康状况的评估。

总之，老年人的口腔健康状况与营养状况、生活质量、患病率和病死率均有密切关联。住院老年患者的口腔黏膜疾病、舌病变和牙龈问题可作为老年肺部疾病的预警指标。此外，口腔卫生状况与糖尿病、肾病及心血管疾病的预后也密切相关[75]。因此，应加强对住院老年患者口腔健康状况的关注，这对改善住院老年患者的营养状况、疾病的康复及生活质量的提高均能起到积极的作用。

（三）影响老年住院患者口腔健康的因素

影响老年住院患者口腔健康的主要因素有年龄、性别、文化程度、家庭收入水平、居住地区以及是否有院内口腔健康宣教等。

口腔健康状况与住院老年患者的年龄和口腔健康意识密切相关。年龄越大，口腔健康状况越差[76]，这不仅与高龄老年患者的自身基础疾病导致其身体素质及自理能力下降相关，而且与随着年龄的增加，龋齿及牙周炎的发病率增加有关。此外，口腔健康意识影响口腔健康行为，而口腔健康行为与口腔健康状况密切相关。高龄老年住院患者的口腔健康意识明显低于较年轻的老年住院患者，年龄越大的患者越觉得牙齿脱落是自然规律，定期进行口腔检查是浪费钱财。

老年住院患者的口腔卫生状况存在显著的性别差异。男性老年住院患者的口腔或义齿表面存在更多的食物残渣或结石附着，口腔卫生状况较女性老年住院患者差，这种差异与健康老年人群是一致的[77]。男性高吸烟率、高饮酒率及个人口腔卫生习惯欠佳可能是导致这些差异的原因。部分老年患者在入院后患者角色强化，尤以老年男性患者为甚，常忽略洗脸刷牙等基本的个人卫生，即使疾病完全不影响其生活自理。

文化程度、家庭收入水平和居住地区与住院老年患者口腔健康明显相关。文化程度高、家庭收入高以及城市居民患者的口腔健康知识、态度及行为更好，也更有能力维持长期的治疗和规律的口腔保健，口腔健康状况明显优于文化程度低、家庭收入低以及农村居民的患者[78]。

此外，某些住院因素与住院老年患者的口腔健康有关。护理人员定期对留置胃管和气管插管等住院老年患者进行专业的口腔护理，他们的口腔健康状况往往优于非插管住院老年患者[79]。住院的疾病病种也与住院老年患者的口腔健康相关，例如糖尿病、高脂血症以及阿尔茨海默病等老年住院患者的口腔自理能力受限，因此他们的口腔健康状况往往较其他疾病类型的老年住院患者差[80]。

医护人员的院内口腔健康教育对住院老年患者口腔健康有显著影响。接受过口腔健康指导的患者在口腔保健知识、态度及行为方面的得分均高于没有参加健康指导的患者。然而，目前我国对住院老年患者口腔健康教育开展得较少，大部分医学院校护理学院没有开设口腔医学护理专业学科，非口腔专业的医护人员对于专业的口腔健康知识知晓率比较低，这需要引起足够的重视[81]。

"知信行模式"（Knowledge, Attitude, Belief and Practice Model, KABP）是改变人类自身健康行为的模式之一，"知"为知识与学习，"信"为信念和态度，"行"为行为与行动。只有当人们了解了口腔健康知识，建立正确的口腔健康信念与态度，才有可能主动形成有益于口腔健康的行为。住院老年患者的口腔健康情况不容乐观，口腔健康对延长人的健康寿命和提高总体生活质量有着至关重要的作用。因此，要加强对住院老年患者口腔健康相关知识的宣传教育，医护人员应尽早有计划地进行治疗和干预，利用多途径、多层次的方式进行口腔保健相关知识的宣传教育，以提高老年人群体的口腔健康相关生活质量[82]。

参考文献

［1］陆惠华、方宁远主编《老年医学新概念》，上海交通大学出版社，2021。

［2］詹姆斯·W. 利特尔等主编《Little & Falace 系统疾病患者的口腔诊疗》（第9

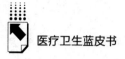
版），景泉主译，人民卫生出版社，2021。

［3］吴浩、吴永浩、屠志涛：《全科临床诊疗常规》，中国医药科技出版社，2018。

［4］张程、孙红英：《口腔微生物组与全身疾病的相关性》，《生理科学进展》2021年第2期。

［5］Ahmad, R., Haque, M., "Oral Health Messiers: Diabetes Mellitus Relevance", *Diabetes, Metabolic Syndrome and Obesity: Targets and Therapy*, 2021, 14.

［6］Löe, H., "Periodontal Disease: The Sixth Complication of Diabetes Mellitus", *Diabetes Care*, 1993, 16 (1).

［7］中华口腔医学会牙周病学专业委员会，《重度牙周炎诊断标准及特殊人群牙周病治疗原则的中国专家共识》，《中华口腔医学杂志》2017年第2期。

［8］Gazal, G., "Management of an Emergency Tooth Extraction in Diabetic Patients on the Dental Chair", *The Saudi Dental Journal*, 2020, 32 (1).

［9］Fawad, J., "Chronic Hyperglycemia as a Risk Factor in Implant Therapy", *Periodontology*, 2019, 81 (1).

［10］宋应亮、张思佳：《糖尿病患者口腔种植修复的临床特点和诊疗要点》，《中华口腔医学杂志》2021年第12期。

［11］陈伟伟、高润霖、刘力生等：《〈中国心血管病报告2014〉概要》，《中国循环杂志》2015年第7期。

［12］刘洪臣主编《老年口腔医学》，人民军医出版社，2002。

［13］米树华：《口腔治疗中心血管并发症的预防及处理》，《中华口腔医学杂志》2016年第7期。

［14］Fleisher, L. A., et al., "ACC/AHA Guideline on Perioperative Cardiovascular Evaluation and Management of Patient Undergoing Noncardiac Surgery", *Circulation*, 2014, 130 (24).

［15］Kristensen, S. D., et al., "2014 ESC/ESA Guidelines on Non-cardiac Surgery: Cardiovascular Assessmant and Management; The Joint Task Force on Non-cardiac Surgery: Cardiovascular Assessment and Management of the European Society of Cardiology (ESC) and the European Society of Anaesthesiology (ESA)", *European Journal of Anaesthesiology*, 2014, 35 (35).

［16］中华心血管病杂志编委会、中华医学会心血管病分会：《抗血小板治疗中国专家共识》，《中华心血管病杂志》2013年第3期。

［17］Morimoto, Y., et al., "Hemostatic Management for Periodontal Treatments in Patients on Oral Antithrombotic Therapy: A Retrospective Study", *Oral Surg Oral Med Oral Pathol Oral Radiol Endod*, 2009, 108 (6).

［18］Douketis, J. D., et al., "Perioperative Management of Antithrombotic Therapy: Antithrombotic Therapy and Prevention of Thrombosis, 9th ed, American College of

Chest Physicians Evidence-based Clinical Practice Guidelines", *Chest*, 2012, 141 (2).

［19］ Bajkin, B. V., et al., "Dental Extractions and Risk of Bleeding in Patients Taking Single and Dual Antiplatelet Treatment", *British Journal of Oral & Maxillofacial Surgery*, 2015, 53 (1).

［20］ 段向青、吕亚林、刘莹等:《312 例经皮冠状动脉介入治疗的冠心病患者的心电监护拔牙的临床回顾研究》,《中华老年口腔医学杂志》2010 年第 6 期。

［21］ 吕亚林:《抗栓治疗患者常见口腔有创诊疗的风险防范》,《中华口腔医学杂志》2016 年第 7 期。

［22］ Gomes-Filho, I. S., et al., "Periodontitis and Respiratory Diseases: A Systematic Review with Meta-analysis", *Oral diseases*, 2020, 26 (2).

［23］ Imai, K., et al., "Relationship between the Oral Cavity and Respiratory Diseases: Aspiration of Oral Bacteria Possibly Contributes to the Progression of Lower Airway Inflammation", *Japanese Dental Science Review*, 2021, 57.

［24］ Kumar, S. S., et al., "Effects of Asthma and Inhalation Corticosteroids on the Dental Arch Morphology in Children", *Journal of Indian Society of Pedodontics and Preventive Dentistry*, 2012, 30 (3).

［25］ Winning, L., et al., "Chronic Periodontitis and Reduced Respiratory Function", *Journal of Clinical Periodontology*, 2019, 46 (3).

［26］ Si, Y., et al., "Association between Periodontitis and Chronic Obstructive Pulmonary Disease (COPD) in a Chinese Population", *Journal of Periodontology*, 2012, 83 (10).

［27］ Zhou, X., et al., "Effects of Periodontal Treatment on lung Function and Exacerbation Frequency in Patients with Chronic Obstructive Pulmonary Disease and Chronic Periodontitis: A 2-year Pilot Randomized Controlled Trial", *Journal of Clinical Periodontology*, 2014, 41 (6).

［28］ Zhao, T., et al., "Oral Hygiene Care for Critically Ill Patients to Prevent Ventilator-Associated Pneumonia", *Cochrane Database of Systematic Reviews*, 2020, 12 (12).

［29］ Akutsu, Y., et al., "Pre-operative Dental Brushing Can Reduce the Risk of Postoperative Pneumonia in Esophageal Cancer Patients", *Surgery*, 2010. 147 (4).

［30］ Jerônimo, L. S., et al., "Association between periodontitis and Nosocomial Pneumonia: A Systematic Review and Meta-analysis of Observational Studies", *Oral Health & Preventive Dentistry*, 2020, 18 (1).

［31］ Romandini, M., et al., "Periodontitis, Edentulism, and Risk of Mortality: A Systematic Review with Meta-analyses", *Journal of Dental Research*, 2021, 100 (1).

［32］ Khijmatgar, S., et al., "Oral Candidal Load and Oral Health Status in Chronic

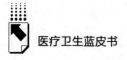

Obstructive Pulmonary Disease（COPD）Patients：A Case-Cohort Study"，*BioMed Research International*，2021.

［33］Godara, N., et al., "Impact of Inhalation Therapy on Oral Health"，*Lung India*，2011，28（4）.

［34］Gani, F., et al., "Oral Health in Asthmatic Patients：A Review：Asthma and Its Therapy May Impact on Oral Health"，*Clin Mol Allergy*，2020，18（1）.

［35］Carranza, F., et al., Carranza's Clinical Periodontology, *Elsevier Saunders*，2014.

［36］Kouanda, B., et al., "Periodontal Diseases：Major Exacerbators of Pulmonary Diseases?"，*Pulm Med*，2021.

［37］中华口腔医学会口腔急诊专业委员会：《口腔诊疗过程中伴发急性全身性病症的规范化椅旁急救专家共识》，《中华口腔医学杂志》2022年第5期。

［38］中国医师协会急诊医师分会、中华医学会急诊医学分会、中国急诊专科医联体等：《成人慢性气道炎症性疾病急症诊疗急诊专家共识》，《中国急救医学》2021年第4期。

［39］Wang, W., et al., "Prevalence, Incidence and Mortality of Stroke in China：Results from a Nationwide Population-based Survey of 480687 Adults"，*Circulation*，2017，135（8）.

［40］中华医学会神经病学分会脑血管病学组缺血性脑卒中二级预防指南撰写组：《中国缺血性脑卒中和短暂性脑缺血发作二级预防指南2010》，《中国医学前沿杂志（电子版）》2011年第3期。

［41］朱慈燕、韩辉：《口腔疾病与脑血管病的关系》，《临床与病理杂志》2020年第12期。

［42］刘洪臣：《老年口腔医学进展》，《中华老年口腔医学杂志》2003年第1期。

［43］程传花、李青、逯凯等：《老年患者口腔门诊治疗术前评估与干预措施探讨》，《中国卫生产业》2011年第31期。

［44］王文英、崔念晖、王恩博等：《华法林对老年人拔牙术后出血影响的临床观察》，《中华口腔医学杂志》2013年第7期。

［45］饶明俐主编《中国脑血管病防治指南》，人民卫生出版社，2007。

［46］李巧影：《全程干预在心脑血管病患者拔牙术中的应用》，《河北医药》2011年第17期。

［47］潘晶雪、陈利群、王敬丽等：《社区老年慢性病患者认知功能的现状调查》，《中华护理杂志》2021年第1期。

［48］Nangle, M. R., et al., "Oral Health and Cognitive Function in Older Adults：A Systematic Review"，*Gerontology*，2019，65（6）.

［49］王凤、郭琪、马微波等：《老年人口腔健康状况与认知功能的关联性》，《中华老年医学杂志》2021年第4期。

［50］ Chen, X., et al., "Cognitive Impairment, Oral Self-care Function and Dental Caries Severity in Community-dwelling Older Adults", *Gerodontology*, 2015, 32 (1).

［51］ Nascimento, P. C., et al., "Association between Periodontitis and Cognitive Impairment in Adults: A Systematic Review", *Frontiers in Neurology*, 2019, 10 (2).

［52］ Iwasaki, M., et al., "Periodontitis, Periodontal Inflammation, and Mild Cognitive Impairment: A 5-year Cohort Study", *Journal of Periodontal Research*, 2019, 54 (3).

［53］ Sharma, S., et al., "Evaluation of Cognitive Impairment in Type 2 Diabetic Patients with Chronic Periodontitis: A Cross-sectional Study", *Journal of International Society of Preventive and Community Dentistry*, 2021, 11 (1).

［54］ Rajeev, et al., "Tooth Loss and Dementia: An Oro-neural Connection: A Cross-sectional Study", *Journal of Indian Society of Periodontology*, 2019, 23 (2).

［55］ Kato, H., et al., "Tooth Loss-associated Cognitive Impairment in the Elderly: A Community-based Study in Japan", *Internal Medicine*, 2019, 58 (10).

［56］ 叶盛、陈利群：《老年痴呆病人口腔健康状况的研究进展》，《护理研究》2018 年第 14 期。

［57］ Lauritano, D., et al., "Oral Health Status and Need for Oral Care in an Aging Population: A Systematic Review", *Int J Environ Res Public Health*, 2019, 16 (22)

［58］ Delwel, S., et al., "Orofacial Pain and Its Potential Oral Causes in Older People with Mild Cognitive Impairment or Dementia", *Journal of Oral Rehabilitation*, 2019, 46 (1).

［59］ Aragón, F., et al., "Oral Health in Alzheimer's Disease: A Multicenter Case-control Study", *Clinical Oral Investigations*, 2018, 22 (9).

［60］ Nagumo, K. M., "Osseointegration of Dental Implants in Rabbit Bone with Low Mineral Density", *Journal of Oral and Maxillofacial Surgery*, 1997, 55 (4).

［61］ Shibli, J. A., et al., "Histological Comparison between Implants Retrieved from Patients with and without Osteoporosis", *International Journal of Oral and Maxillofacial Surgery*, 2008, 37 (4).

［62］ 李晓红、任辉、唐卫峰：《雌激素及钙剂对去势大鼠种植体界面骨愈合影响的相关研究》，《中国口腔种植学杂志》2006 年第 4 期。

［63］ 王艺、贾国栋、潘可风等：《阿仑膦酸钠与雌激素对实验性骨质疏松大鼠种植体骨结合作用的比较研究》，《现代口腔医学杂志》2006 年第 5 期。

［64］ 郝福良、董福生、任贵云等：《补肾方剂对骨质疏松大鼠纯钛种植体骨结合影响的骨计量学研究》，《实用口腔医学杂志》2007 年第 4 期。

［65］ 王兴主编《第四次全国口腔健康流行病学调查报告》，人民卫生出版社，2018。

［66］ Maeda, K., et al., "Poor Oral Health and Mortality in Geriatric Patients Admitted

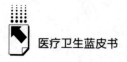
to An Acute Hospital：An Observational Study"，*BMC Geriatrics*，2020, 20（1）.

［67］ 吕晓强、丁福：《老年住院患者口腔健康状况及影响因素分析》，《重庆医学》2021 年第 19 期。

［68］ 郭春岚、赵继志、张洁等：《应用〈口腔黏膜疾病量表〉评估慢性口腔黏膜疾病患者的生活质量》，《中华老年口腔医学杂志》2015 年第 5 期。

［69］ 黄春珍、李建旺、余燕梅：《老年慢性阻塞性肺疾病患者口腔真菌感染的影响因素》，《中国老年学杂志》2020 年第 9 期。

［70］ Coker, E. , et al. , "Observations of Oral Hygiene Care Interventions Provided by Nurses to Hospitalized Older People"，*Geriatric Nursing*，2017, 38（1）.

［71］ 胡晓琳、席海玲、韩笑等：《老年住院患者口腔健康相关生活质量现状调查与分析》，《东南国防医药》2021 年第 1 期。

［72］ Poisson, P. , et al. , "Relationships between Oral Health, Dysphagia and Undernutrition in Hospitalised Elderly Patients"，*Gerodontology*，2016, 33（2）.

［73］ 赵彩均、丁福：《老年住院患者 MNA-SF 得分与口腔健康的相关性研究》，《全科口腔医学电子杂志》2018 年第 26 期。

［74］ 刘洪臣：《危害老年人口腔健康的常见病和多发病》，《中华老年口腔医学杂志》2013 年第 4 期。

［75］ Masood, M. , et al. , "The Relationship between Oral Health and Oral Health Related Quality of Life among Elderly People in United Kingdom"，*Journal of Dentistry*，2017, 56.

［76］ Peres, M. A. , et al. , "Oral Diseases：A global Public Health Challenge"，*Lancet*，2019, 394（10194）.

［77］ 赵彩均、丁福：《不同性别老年住院患者的口腔健康状况》，《解放军护理杂志》2016 年第 24 期。

［78］ 裴尚：《老年住院患者口腔健康知识、态度、行为现状及其影响因素研究》，《天津护理》2018 年第 2 期。

［79］ 苗继凤、郭佳茹、周星宇等：《284 例非插管老年患者口腔健康生活质量及影响因素调查》，《口腔医学研究》2019 年第 3 期。

［80］ Chu, K. Y. , et al. , "Comparison of Oral Health between Inpatients with Schizophrenia and Disabled People or the General Population"，*Journal of the Formosan Medical Association*，2012, 111（4）.

［81］ Ryu, M. , et al. , "An Interprofessional Approach to Oral Hygiene for Elderly Inpatients and the Perception of Caregivers towards Oral Health Care"，*International Dental Journal*，2021, 71（4）.

［82］ Gibney, J. M. , et al. , "Improving the Oral Health of Older People in Hospital"，*Australasian Journal on Agng*，2019, 38（1）.

口腔护理保健篇

Oral Health Care Reports

B.12
老年人口腔卫生护理状况及发展趋势

专家组*

摘　要： 保护健康的口腔软硬组织以及健全的口腔功能是老年人口腔健康
护理的目标。对于老年人而言，年龄的增长使其可能会面临某些
特殊的影响口腔健康的因素。老年口腔护理产品包括牙膏、牙
刷、牙线、牙间隙刷、冲牙器、漱口水以及其他口腔清洁护理产
品，如义齿清洁泡腾片、义齿清洁刷及一次性口腔护理用品等。
本报告重点阐述我国老年人口腔卫生现状及维护特点，对老年人
口腔护理产品进行了归纳，并对产品研发技术的发展特征和发展

* 专家组成员如下：赵颖，博士，首都医科大学宣武医院口腔科教授、主任医师、博士生导
师，主要从事口腔疾病及口腔治疗与脑血管共病的相关研究，负责第一部分内容的撰写；张
可，首都医科大学宣武医院口腔正畸学专业硕士研究生，主要从事二极管激光加速正畸牙移
动的动物实验研究，负责第一部分内容的撰写；宋锦璘，博士，重庆医科大学附属口腔医院
副院长，主任医师、教授、博士生导师，主要从事口腔医学临床与基础相关研究，负责第二
部分内容的撰写；邱琳，博士，重庆登康口腔护理用品股份有限公司技术研发中心高级工程
师，重庆医科大学附属口腔医学院博士后，英国伦敦玛丽女王大学客座研究员，主要研究方向
为医学工程，负责第二部分内容的撰写；张环，重庆登康口腔护理用品股份有限公司技术研发
中心正高级工程师，主要从事口腔清洁护理用品的研究和开发，负责第三部分内容的撰写。

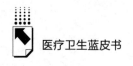
趋势进行分析与展望。

关键词： 老年人　口腔卫生护理　口腔护理产品

一　老年人口腔卫生维护的特点

（一）老年人口腔卫生维护的难点问题

由于老年人的生理变化、部分组织逐渐老化以及器官功能的日益减退，口腔患病风险也不断增大。2019 年刘洪臣[1]提出，老年人口腔健康 10 项指标如下：①牙齿清洁，②无龋洞，③无疼痛感，④牙齿和牙龈颜色正常，⑤无出血现象，⑥牙齿排列整齐，⑦不塞牙，⑧无缺牙，⑨咬合舒适，⑩无口臭。但我国老年人口腔健康状况堪忧。第四次全国口腔流行病学调查数据显示：老年人牙周病、龋病患病率仍居高不下，造成牙酸、牙痛、牙缺失等不适症状，甚至引发一些相关的全身性疾病。这与我们的口腔卫生保健科普宣传不够、老年人口腔保健意识不足，以及老年人口腔卫生维护存在很多误区是分不开的。相比于中青年人群，我国老年人群口腔卫生维护存在两个方面的难点。

1. 口腔卫生维护意识不足、护理方法不当；口腔疾病高发，维护难度加大

（1）口腔卫生维护意识不足，常用口腔护理方法不当

国内口腔科普宣传近 10 年才逐渐大规模展开，目前老龄化人群口腔卫生维护意识普遍不足，甚至存在很多误区，造成老年群体口腔卫生维护不到位、口腔疾病高发。例如，是否应定期洗牙？洗牙会不会使牙缝变大？刷牙就爱出血，还是不刷为好吧？老了不就是得掉牙吗？……这些口腔健康和口腔卫生维护的误区导致部分老年患者拒绝口腔卫生维护，甚至忌惮看牙。加之国内牙医比例低，看口腔挂号难，以及医患关系不和谐等社会问题，也进一步降低了老年患者出现口腔或牙齿不适时就医的意愿。江苏省盱眙县中医

院罗佳娣于 2016 年 12 月至 2017 年 12 月期间对口腔内科门诊就诊的 100 例老年患者（平均年龄 66.25±2.54 岁）进行调查显示：92%患者一天只刷一次牙，73%患者从未接受过洗牙治疗；51%患者牙痛无法忍受方才就医，37%患者牙不舒服即刻就诊，而定期检查患者为 0%[2]。这与西方发达国家国民"定期看牙，定期复查"的状况差距巨大。美国 2006 年一项针对社区 85 岁以上老年患者牙科就诊调查显示，在医保支持下定期进行口腔检查的比例已达到 46%[3]。

在北京、上海这样的国际化大都市，即便部分教育层次较高的老年患者有自觉进行口腔卫生维护的愿望，但由于缺乏专业的指导，他们不懂得如何进行科学的口腔卫生维护，口腔卫生维护方法不当导致效果不佳的问题仍普遍存在。

（2）口腔疾病发病率高，口腔卫生维护难度增加

随着年龄增加，口腔组织器官也会出现一些增龄性变化和生理功能变化：如牙釉质长期咀嚼磨损，龟裂增加，牙本质暴露敏感；牙本质弹性下降，含水量减少，脆性增加易折裂；修复性牙本质沉积，牙髓腔变小，牙髓组织发生变性、萎缩；牙龈随牙槽骨垂直高度下降而萎缩，牙根外露，邻牙间生理性三角隙（以下简称黑三角）暴露；唾液腺分泌减少，口腔干燥等。因此老年人易发生以下几种老年性口腔疾病：颌面磨耗、楔状缺损、牙本质过敏、根面龋、牙周病，以及由严重的龋病和牙周病造成的牙齿缺损或缺失，甚至牙列缺损或缺失[4]。

牙列缺损或缺失后，不同的牙齿修复治疗也会造成一些继发性问题，例如，天然牙与修复体间邻接关系不佳引起食物嵌塞、固定修复体边缘不密合刺激牙龈产生炎症增生、修复体设计不合理造成黏膜压痛或牙槽骨吸收，甚至不良修复体造成基牙、牙龈和牙槽骨以及黏膜的病变等。因此老年人的口腔卫生维护需求和难度都要远远大于年轻人，尤其是邻牙隙的卫生维护和修复体（包括活动义齿、固定修复体和种植体等）的卫生维护。

2.自理能力下降，影响维护效果；残障失能老人，需要专业照护

（1）受全身状况影响，理解力和自理能力下降，影响口腔卫生维护效果

老年人往往伴发全身性疾病，罗佳娣的调查报告[2]显示：口腔内科就

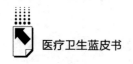

诊老年患者中，34%伴发高血压、24%伴发糖尿病，还有7%表现出程度不同的心理状态不稳定。建议临床需重视加强老年患者健康教育与社区口腔卫生服务，增强其自我保健意识，以便提升整体口腔保健能力。

（2）残疾或失能老人，需要专业的口腔卫生维护照护

随着平均寿命的增加，由于全身性疾病造成残疾和失能者比例也在不断增加。"第四次中国城乡老年人生活状况抽样调查"结果显示：我国60岁以上老年人口已达2.2亿人，占总人口的15.5%，其中15%为80岁以上高龄老人，15%为失能和半失能老人，重度失能人群已达940万人，部分失能1894万人；长期卧床、生活不能自理的约有2700万人[5]。

吴补领和房付春[6]根据老年患者的功能状态将其分为完全自理、可自理但需监督、部分自理需帮助和完全不能自理四类，并根据这四类患者的口腔疾病状况、学习能力以及配合度制订个性化家庭口腔护理方案和口腔疾病预防方案。以龋病预防为例，对于有残疾的老年人，其龋病预防方案应由个性化的口腔卫生维护方案和氟化物防龋两部分组成；对于完全能够自主维护口腔卫生或可自理但需监督的轻度残疾患者，龋病的预防主要着重于通过康复训练维持患者的口腔自我保健功能，并为有需要的患者家属提供必要的支持；对于不能完全自理和完全不能自理的中重度残疾患者，则侧重于为患者家属提供培训，由患者家属为患者进行科学的口腔卫生维护。

因此，制订切实可行的个性化口腔卫生维护方案，不仅要满足患者口腔治疗的需要，还要兼顾患者的健康状况、生活自理能力、自主就医能力和经济支付能力等。此外，还要考虑认知功能障碍和其他精神疾患患者能否配合卫生维护与预防治疗，以及这部分患者预期寿命等。

（二）老年人口腔卫生维护的特点

要做好老年人口腔卫生维护，首先必须理解老年人口腔状况与全身健康的关系，因地制宜，制订个性化卫生维护方案，进行个性化口腔卫生宣教[7]，并手把手教给老年患者及家属口腔维护的正确方法以及口腔卫生器具和护理产品的正确使用方式。

1. 应重视老年人口腔卫生健康科普教育

这需要口腔健康科普工作者针对老年人开展更全面、更广泛的口腔健康科普宣教活动，提高老年人口腔健康素养。

老年口腔保健需通过多方面进行综合防治。首先，既要注重全身健康，更要重视口腔健康。其次，既要重视身体健康，也要重视心理健康。最后，要公共卫生与自我保健并重，特别要强调老年人自我口腔保健措施的落实。比如，减少甜食摄入以预防龋病，饭后漱口（最好刷牙），少用牙签剔牙以避免牙缝过大、造成口腔局部伤害和难以彻底清洁食物残渣。

长期的预防措施应贯穿一生，如年轻时的刷牙、口腔洁治、窝沟封闭、定期的口腔检查等；局部的预防包括定期口腔检查，保持口腔清洁，行动不便的老人，应由他人帮助清洁牙齿，用牙线清洁邻面牙菌斑，必要时含漱氯己定等控制牙菌斑的形成。

2. 老年口腔卫生维护应抓住几个重点

（1）由于老年人口腔疾病发展变化速度快，口腔自我修复能力弱，应建立两个良好卫生习惯：定期进行口腔健康检查和培养日常口腔卫生维护的良好习惯。

（2）日常口腔卫生维护应在早晚和每顿餐后均进行，包括天然牙和义齿的卫生维护。

（3）除常规刷牙外，强调天然牙与天然牙、天然牙与固定义齿（包括瓷冠、种植牙）之间邻间隙的日常维护，包括使用牙线、牙间刷和冲牙器等专用口腔卫生清洁工具。

（4）对于活动义齿修复患者，强调餐后及夜间对口腔和活动义齿彻底清洁，并科学保养义齿（使用牙刷清洁义齿，使用义齿泡腾片浸泡放置），避免夜间戴用活动义齿。

（5）定期进行口腔健康检查（包括牙齿、牙龈、黏膜和义齿等情况），每半年至少1次，并进行全口龈上洁治、牙颈部和根面涂氟治疗等。

（6）对于已经发生老年口腔疾病的患者，应强调尽早就诊完善专业治疗，避免症状加重造成痛苦，避免延误治疗造成牙齿缺损或缺失。

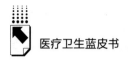
（7）如果发生牙齿缺损或缺失，应在合适的周期内进行牙体修复或义齿修复，减轻余留牙咀嚼负担，尽早恢复口腔基本功能，避免长期不修复导致咬合关系恶化加重口腔功能缺失。

3.建立以下良好生活习惯，有利于提升口腔健康水平[8]

（1）咀嚼时双侧牙齿应交替使用。

（2）每天清晨和睡前坚持做叩齿运动，每次叩齿50下左右，可增进牙周组织健康，促进牙周血液循环；也可用洗净的拇指和食指顺着一定的方向按摩牙龈，每次约10分钟，促进牙龈的血液循环，防止牙龈萎缩。

（3）提倡戒烟、戒嚼槟榔等对口腔健康不利的习惯。

（4）养成良好膳食习惯，多吃新鲜蔬菜与瓜果，适当控制各种甜食摄入量，保证各种微量元素摄取，增加牙齿的抗龋性。

二 老年口腔护理产品现状概述

（一）牙刷

刷牙能去除牙菌斑、软垢和食物残渣，保持口腔局部卫生，在一定程度上维护牙齿和牙周组织健康，对于老年人口腔健康尤为重要。在刷牙的同时，刷毛还会刺激牙龈促进局部血液循环和上皮组织的角化程度，提升牙周组织抵御局部刺激的能力，从而维护牙龈健康。若刷牙方法不正确，不仅不能有效清洁牙齿，还可能导致牙龈萎缩、楔状缺损等不良后果。

牙刷刷毛的形式多种多样。刷毛长度相同的被称为平面型牙刷，这是最常见的一种形式。为了使刷毛更容易到达牙齿之间的表面，刷毛也被设计成波浪形、半球形或中凹形等；为了达到更好的清洁效果，刷毛还被设计成末端分叉或增大侧面摩擦力的形式，诸如十字形刷毛可以有效去除牙菌斑，抛光杯刷毛被认为能有效美白牙齿，硅树脂常被用作这两种形式的刷毛材料。

牙刷头的形状主要分为两种形式：矩形和菱形。传统的矩形刷头可以覆盖更大的牙齿表面面积，从而有效地清洁每一个牙齿的表面，而菱形刷头则更便于清洁后牙。常见的牙刷手柄为直柄，也有为了适应特殊口腔情况或特殊用途的具有一定曲度手柄的特异型牙刷，其弯曲的形式和方向因用途不同而不尽一致。其中，反角手柄可以帮助牙刷到达难以触及的区域，而有弹性的手柄还可以减小刷牙压力，从而保护老年人脆弱的牙龈和牙釉质。部分刷柄上的条纹图案用于防止刷牙时牙刷打滑。

此外，还有为特殊需求人群设计的口腔护理用品。牙间刷（见图 1a）能够清洁牙齿之间不便清洁的部位，对清洁老年人齿缝嵌塞的食物有很好的效果。锥形牙刷（见图 1b）由 7 簇软尼龙刷毛组成，特别设计用于清洁难以触及的问题区域。如 Sulcabrush 是一款经专门设计用于个人口腔健康的护理产品，专门设计用于近似接触并沿着牙齿边缘来去除牙菌斑，适合有口腔修复体的老年人使用，使用方法对于手部活动不便的老年人非常友好。双头或三头牙刷（见图 1c）可以同时清洁牙齿的两个或三个表面，减少刷牙时间，减轻老年人刷牙的负担。双排刷毛牙刷（见图 1d）适合口腔内有种植牙的老人。无柄咀嚼刷方便手部不便的老年人自行清洁口腔。手指刷戴在手指上使用，便于为失能老人清洁口腔。还有专门用于清洁义齿的义齿刷，一般设计为大刷头并配合义齿的形状。

老年人应当选择刷毛末端充分磨圆的中、软毛牙刷，以防对口腔造成伤害。由于每个人的口腔状况不同，一定要选择适合口腔大小的牙刷，才能有效清洁到每一颗牙齿。如果有舌面粗糙并伴有口臭的问题，可选择刷头背面带有舌苔清洁器的牙刷，或使用单独的刮舌器，通过清洁舌苔来缓解口臭。电动牙刷的普及降低了老年人清洁口腔的难度。通过牙刷头的声波振动或旋转摆动，能够轻松地清洁口腔。选择了合适的牙刷，还需要配合正确的刷牙方法，才能在不损伤牙齿和牙龈的前提下有效清洁口腔。

（二）洁牙剂

洁牙剂用于每天清洁牙齿表面、强固牙齿和清新口气，需要与牙刷配合使用。洁牙剂的主要作用是在刷牙时增加摩擦效能，便于清洁牙齿并让使用

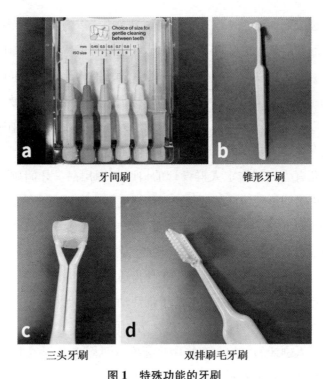

牙间刷　　　　　　　　　　　锥形牙刷

三头牙刷　　　　　　　　双排刷毛牙刷

图1　特殊功能的牙刷

者感觉爽口舒适。洁牙剂的形式可以是膏状、凝胶状或粉状。膏状的洁牙剂即牙膏，是最常使用的形式。牙膏通常含有研磨剂、表面活性剂、保湿剂、增稠剂、抑菌剂、甜味剂、着色剂和香精等原料。其他一些功能性材料也添加到洁牙剂中以增加其功效，如舒缓敏感、缓解牙痛、美白牙齿以及修复牙釉质等。

　　在中国，牙膏一般按照研磨剂的种类分为三类，磷酸氢钙牙膏、二氧化硅牙膏和碳酸钙牙膏，前两者是目前业内公认比较理想的研磨剂[9]。磷酸氢钙牙膏通常表现为中性pH、低硬度并拥有很好的光泽度，在提供良好口感和适当清洁力的同时不损伤牙齿和口腔黏膜。二氧化硅因其化学惰性，与牙膏中常用成分特别是氟化物具有良好的相容性，并且与甘油和山梨醇具有类似的折射率，所以能做成透明牙膏。碳酸钙牙膏拥有最高的pH，因价格低廉而得到广泛使用，由于其能与氟化物反应，致使其应用受限，也难以给牙齿留下良好的光泽度。

牙膏中最常见的功效成分是氟化物，有助于降低龋病患病率，并能促进根面龋的再矿化，建议老年人日常选用含氟牙膏来预防龋病。1914 年，氟化物由于其防龋性能被加入牙膏中使用[10]。直到 1955 年宝洁公司上市了第一支被临床验证有效的含氟牙膏之后，美国牙科协会在 1960 年才同意将氟化物加入牙膏中。从此，氟化物成为牙膏的重要成分。在高氟地区，长期过量摄入氟可能引发氟中毒。中国牙膏生产标准规定：含氟牙膏的游离氟（F⁻）浓度应为 500~1500ppm（其中儿童牙膏为 500~1100ppm）。

除了氟化物以外，其他具有护齿功效的成分也被添加到牙膏中增强功效。含植物提取物的草本牙膏或中药牙膏，能在刷牙的过程中充分作用于口腔环境，实现预防龋病和牙周病的效果。据报道，含有田七、厚朴、两面针、威灵仙、丹参和丁香油等药物成分的牙膏均有良好的抑菌效果；蔥磺酸钠成分具有良好的修复口腔黏膜的功效；含纳米羟基磷灰石的牙膏，在不含氟的条件下有一定的促进牙釉质再矿化作用[11]。1993 年日本卫生部证实了纳米羟基磷灰石的防龋性能，并命名为医疗级羟基磷灰石。一些微量元素，例如锶、镧和钾等，被加入牙膏中来实现抗酸、抗龋、抗菌以及缓解牙本质敏感等功效。

生物活性材料也被应用到牙膏中帮助牙釉质再矿化修复、缓解牙齿敏感或者抑制细菌生长等，其中运用最为广泛的是生物玻璃和生物酶，能够生成类羟基磷灰石的材料沉积在牙齿表面封堵牙本质小管，从而达到修复受损牙釉质的效果。

（三）漱口水

漱口水通常用于清洁口腔、清新口气，对抗牙菌斑、牙垢和缓解牙龈问题等。目前市面上售卖的漱口水主要分为化妆品类和治疗类。化妆品类漱口水可以暂时消除口腔异味，让口腔拥有清爽的感觉，并不会杀死口腔中的细菌，治疗类漱口水则能够杀死细菌。根据抗菌成分的不同，治疗类漱口水还可以分为含精油的非处方漱口水和含氯己定的处方漱口水。非处方漱口水主

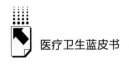

要用于餐后清洁口腔内食物残渣并且清新口气，而处方漱口水则用于帮助控制或减少牙龈炎、牙周炎和龋齿等疾病。处方漱口水长期使用可能有使牙齿着色的风险，而非处方漱口水则不会。

非处方漱口水配方中通常含有溶剂、抗菌剂、调味剂、甜味剂、着色剂和其他功效成分等。酒精通常作为溶剂使用，会刺激口腔黏膜，很多使用者无法忍受其带来的口腔灼烧感，以及潜在的恶心、呕吐和中毒风险。因此，不含酒精但具有相当抗菌效果的漱口水开始出现，并且比含酒精的漱口水更受欢迎。漱口水中广泛使用的氯化十六烷基吡啶除了具有抗菌作用外，还被证实能减轻口臭[12]。过氧化氢被用于一些美白漱口水中，氟化物则被用于防龋漱口水中[13]。含氟漱口水的防龋效果不亚于含氟饮水，而含氟饮水的防龋成效得到了世界卫生组织和其他一些全球和地区性健康和牙科组织的一致肯定。

（四）含氟泡沫和含氟凝胶

氟化泡沫因其良好的渗透性，并且能长时间黏附于牙面释放足量的氟，能有效防止根面龋的发展。对于根面龋风险高的老人，建议定期去医院或在护理人员的帮助下使用含氟泡沫或含氟凝胶。

（五）牙签和牙线

牙签和牙线能有效清除牙缝间的软垢及嵌塞食物。在牙龈乳头萎缩和牙间空隙较大的情况下，可以使用牙签顺水平方向将嵌塞在牙缝中的食物推出。应使用表面光洁、清洁卫生的牙签，否则可能造成牙龈、牙间乳头损伤及感染。市场上有一些添加了对口腔有益的功效成分的牙签，如锌和氟，以满足消费者的特别需求。选择牙签时，应注意要选择卫生达标、表面光洁无毛刺、不易折断、有适度弹性的牙签。

现代牙线主要是由尼龙制作而成，大致上可以分为上蜡和未上蜡两种形式。未上蜡的牙线可以清洁狭小的牙缝，很容易被撕碎或折断。上蜡的牙线虽然不容易断裂，但很难清洁牙列拥挤的地方。在一些牙线产品中，尼龙还被 Gore-Tex 取代，后者更不易破碎，但价格高昂。此外，还为敏感牙龈设计了海绵状牙线和更加柔软的牙线。洁牙带属于牙线的一种，也分为上蜡和未上蜡两种形式，洁牙带相较于一般牙线更加适合牙齿间隙较大的人群。末端较硬的牙线被称为超级牙线，常用于牙缝较大的人群，或口腔内有人工种植牙、正畸矫治器、固定桥等。使用牙线时，取适当长度牙线持于两手之间，将牙线轻置于牙间隙中，两手轻轻地拉动牙线，将污垢拉出。若感觉操作有难度，可以考虑使用牙线棒，但牙线棒的牙线部分较短，使用几次后会出现明显磨损影响使用效果甚至损伤牙龈，故使用时应勤更换，确保使用的牙线安全、卫生。

（六）冲牙器

冲牙器，又称为水牙线，能有效清洁牙缝和牙龈沟，帮助改善口臭、预防龋齿以及牙周问题等。由于老年人牙缝较大，使用冲牙器能够有效清除嵌塞在牙缝中的食物残渣，同时又不会伤及牙齿表面或者牙周，所以推荐老年人使用，但若患有口腔疾病须在医生指导下使用。冲牙器是利用每分钟800~1600次的高速水柱的冲击力来达到清洁效果，有的冲牙器还在高速水流中带入气泡也同样能起到类似的清洁效果。此外，还有更轻柔的超声波冲牙器可供选择，该种形式的冲牙器更温和，同时能清洗更大的口腔范围。喷嘴是冲牙器重要的组成部分，设计精巧的喷嘴能引导水流冲洗到口腔任何部位，包括牙缝和牙龈深处这些牙刷、牙线、牙签不容易清洁到的地方。同时，选择合适挡位的高压水流不仅不会伤害口腔组织，还能刺激牙龈促进血液循环，增强局部组织抵抗力。

冲牙器一般灌注清水使用，也可以根据自身需求加入漱口液或者镇痛消炎药，还可以在水中添加一些清洁助剂增强清洁效果。使用冲牙器时，应选择合适的挡位，顺着牙龈线和牙缝逐次清洁牙齿内外面，但注意避免冲到喉咙引发不适。

选购冲牙器时，应优先考虑品质有保障的品牌产品。同时，还需观察喷头出水状态是否呈稳定的高聚集状态。为保证冲牙器的清洁效果，但又不至于损伤牙龈，水箱注水量应保证持续出水不低于 1 分钟，水流的冲击力应大

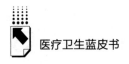

于 9g，但水压应低于 105psi，所以建议选购多挡位产品以便选择最舒适的挡位。由于使用时要将喷头放入口中，因此喷头的使用材质、制作工艺以及与机身连接的稳定性都应予以考虑。若是手持便携式冲牙器，还应考虑机器在使用过程中的防水及抗摔性能。

（七）其他口腔清洁用品

舌苔清洁器用于清洁舌头表面的舌苔，从而防止细菌感染，这一过程还能够在一定程度上减少口臭[14]。舌苔清洁器通常由不锈钢或塑料材料制成，能够抵御高温并且成本低廉，有的还能够一次性使用以防止污染[15]。此外，一些牙刷的刷头背面也设计有舌苔清洁器。

义齿清洁片能帮助保持义齿清洁，杀灭义齿上的细菌，从而保持义齿使用者的口腔清洁，预防细菌引起的口腔疾病。义齿黏合剂能帮助义齿在口腔中不易移位，从而预防口腔黏膜因此遭受损伤。

牙齿美白剂可以在一定程度上美白牙齿，产品有多种形式，如牙膏、牙粉和美白贴等。

三 老年口腔护理用品发展趋势

《智慧健康养老产业发展行动计划（2021~2025年）》[16]提出利用云计算、互联网、大数据等信息技术产品，为老年人带来便利智能的养老服务，这种智慧健康养老的模式将实现个人、家庭、社区、机构四大结构的有效联动，同时，将健康养老的优质资源进行高效配置，通过智慧化升级提升健康养老服务水平。因此，未来老年人日常口腔清洁护理产品的发展也将呈现多元化、多功能化和智能化的趋势。

（一）日常用口腔清洁用具的发展趋势

1. 口腔清洁用具的适老性设计

随着社会对老年群体的重视，很多欧美国家基于老年人口腔健康需求进行产品设计研究，提出了适老性设计的概念，重点从包容性、通用性和无障碍性的理念出发，为老年产品的设计提供了更加丰富的研究思路[17]，从老年用户的生理和心理特征进行思考，通过对用户需求转换出的设计需求进行探索研究，打造真正适合老年人的产品[18]。关于适老性设计理念主要有以下几点。

（1）包容性设计

"包容性"最早发源于关爱和满足弱势群体，后逐渐扩大推广应用。包容性的核心思想就是能够适合大部分的用户使用，随着理论研究的不断深入，这一思想从一开始的模糊状态逐渐向着清晰化的方向发展，剑桥大学工程设计中心展示在"Making the Case for Inclusive Design"一文中提出了包容性设计——在产品研发过程中，融入对用户多样性的分析来进行抉择，满足多样性人群对产品的需求[19]。在英国，包容性设计是根据用户群体的多样性，倡导产品、服务和建成环境尽量满足针对人群的需求[20]。为了提升用户体验和满意度，包容性设计会充分考虑产品、服务和建成环境来进行市场区间的选择，在合理的可能性下使产品的主要适用人群最大化[21]。

（2）无障碍设计

无障碍设计在1974年提出，目的是解决残障人士生活问题。在产品的设计时面向身体有残疾的群体或者是身体机能有所衰退的老年群体，解决或帮助解决其需求。无障碍设计的理念逐渐传播，产品设计面向的用户群体逐渐多元化。

（3）通用设计

由美国大学教授罗纳德·梅斯（Ronald L. Mace）提出，通用设计产品应当尽最大的可能满足大众群体的需求，不能因为群体的年龄、身体健康状况和能力的不同而有所局限，通用设计的理念是满足所有人的生活便利[22]。通用设计的特点是目标用户更广泛，大众群体的需求为最优先考虑，老年人的特殊需求作为大众群体需求的一部分在通用设计中得到满足。

2. 口腔清洁用具的多元化开发

老年人清洁口腔的方法除了坚持每天刷牙至少2次之外，应结合自身口

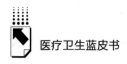

腔的特点，坚持采用多种牙齿清洁护理工具配合使用的良好习惯。特别是种植牙或糖尿病等老年群体更应坚持采用牙线、牙间刷等辅助清洁工具进行日常的辅助口腔护理，帮助剔除食物残渣，这对维护良好口腔健康状态，预防病牙与好牙之间的交叉感染以及病牙不良状况的进一步发展具有积极的作用。冯荣梅等[23]发现义齿修复后的老年人通过有效使用牙间刷可以显著改善其口腔卫生。周小燕和贺凌飞[24]发现老年牙周病患者通过使用冲牙器可以抑制牙菌斑和减轻牙龈炎症。雷东辉等[25]发现老年牙周病患者采用巴斯刷牙法使用牙间刷可以有效改善牙周病情，其中冲牙器效果也很好。

3. 口腔清洁用具的功能强化

口腔用具的功能多元化发展，除基本的刷牙清洁功能之外，开发辅助相关功能以利于帮助消费者判断口腔健康的状况是设计开发的方向之一。如超声波电动牙刷的超声振动器越来越被学者关注，专利数量增长率逐年增加。超声振动器产出高频振动，牙刷头针对老年人牙列特点设计均可有效去除牙菌斑。由于老年人握力降低或握力障碍，设计老年人专用的电动牙刷主要的改进和升级方向有缩小超声振动器的体积、提升振动传递效率、降低噪音、操作舒适简易化等方面。

陈金易设计了一种应用在临床检测口气的智能电动牙刷，连接处能够避免水汽进入，在按钮和手持壳开设的孔槽之间的缝隙内嵌入密封填料，密封填料同样起到了将连接处密封的作用，通过将金属氧化物半导体材料作为气敏材料，实现了智能检测口气的功能[26]。中国专利公开了一种刷牙行为识别模型，这种模型基于声学原理，分析其音频特性，再与可穿戴式设备喉麦及蓝牙耳机进行组合，实现了应用者的刷牙质量的实时检测，可用于建立长期的口腔健康档案[27]。

口腔工具的抗菌设计也是产品开发方向之一。电动牙刷的存放环境比较潮湿，极易导致细菌的滋生，严重影响老年人的口腔健康，因此电动牙刷消毒杀菌也越来越受到用户关注。目前，高温杀菌、紫外线灭菌等技术应用较为成熟，未来体积缩小、配件及功能整合如充电座、收纳盒的多功能整合使抗菌功能易于实现是技术开发的重点方向。

4. 口腔清洁用具的智能化发展

利用 pH 检测与智能传感技术设计开发智能牙刷，可根据不同年龄阶段人群牙齿发育的特点进行定制化设计，该智能牙刷可以实时将感应数据反馈至手机端，引导用户掌握正确刷牙方法，内置客户端与用户数据交互后提供定制护理方案及建议，同时还可具有定时刷牙、报时提示灯的附加功能。

电动牙刷的智能数据交互技术成为未来几年重点开发趋势和方向，"智能硬件+移动端 App+云平台"也将成为老年电动牙刷智能化发展的模式。智能电动牙刷硬件端可实现牙齿位置、刷牙力度的检测感应，相关数据上传移动端软件形成数字化口腔模拟图实现实时动态刷牙指导，口腔健康数据实时收集口腔 pH 等，并建立老年人口腔数据库，根据大数据分析实现智能化的口腔健康管理。

（二）老年人日常用口腔清洁用品的发展趋势

针对老年人口腔特点和生理特点，设计开发符合老年需求的专业化、差异化、功能化产品是口腔清洁用品的未来发展方向。

1. 老年人日常用口腔清洁用品的专业化

运用产品适老性设计理念，开展针对老年需求的专业化配方设计，如提升口腔清洁用品的易清洗性。采用无泡或低泡的高效安全的表面活性剂技术，提高清洁性能的同时，减少在口腔中漱洗次数，为老年人日常口腔清洁护理提供便利。有些高龄老年人伴随吞咽功能减退，在进行口腔护理时容易出现恶心、干呕等不适情况，刷牙时容易产生误吞，因此，鼠李糖脂等生物表面活性剂由于具有良好的表面活性，来源于生物，且具有无毒害可降解特性，有望运用于解决老年人误吞带来的安全隐患。

2. 老年人日常用口腔清洁用品的差异化

老年口腔清洁产品形式的多样化也是未来研发方向之一。除膏剂外，设计开发清洁泡沫、液体牙膏等产品形式减少使用环节、提升口腔清洁的便利性。产品包装设计尽量符合老年人的经验习惯和生理特点，如增加防滑设计等设计细节，实现老年人的人文关怀。老年人口腔黏膜防护性降低，刷牙后

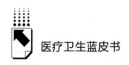

经常出现口干等不适症状，针对老年人口腔特点，提升产品的差异化，普通牙膏中一般加入较高含量的薄荷脑达到清凉的口感，老年人黏膜变化可能对清凉感强度感受发生变化，引起口腔黏膜辣感和刺痛感等不适症状。设计开发温和低凉感的产品，采用凉味剂技术替代部分薄荷脑，在实现良好口感的同时，降低黏膜辣感和刺痛感，提升用后舒适性。设计开发唾液补充型、润湿型口腔产品可以帮助老年人增加口腔舒适感、提升日常生活质量。

3. 老年人日常用口腔清洁用品的功能化

老年人口腔问题较多，根据老年人常见及高发口腔疾病的特点，有针对性地开展口腔护理产品的功效开发，持续提升口腔清洁护理产品功效、安全性，对缓解老年人口腔问题和防治口腔疾病具有积极的作用。

（1）再矿化技术方向

氟化物防龋自 20 世纪被成功开发，成为应用最广泛的口腔护理产品，但由于老年人存在误吞，长期使用可能存在氟化物在人体慢性累积的风险，技术人员仍寻求开发具有更安全、更高效牙齿再矿化功效的材料运用于日常口腔清洁产品。生物活性骨修复材料是人体骨科的应用与开发成果，其安全性被广泛研究并认可，钙硅基生物材料越来越多应用于老年相关口腔问题的研究中。生物活性材料（Bioactive Materials）是目前生物科学研究的热点及新兴研究领域。生物活性材料是指能在材料界面上发生特殊生物、化学反应的材料或调节生物活性的生物医学材料，使生物组织和材料之间形成键合，从而具备增进细胞活性、促进新组织再生的能力。牙体硬组织损伤是不可逆转的，磨损等原因引起牙釉质的缺失是不可再生的，继而牙本质暴露并出现敏感症状是老年人常见的口腔问题。生物活性材料在口腔领域的研究应用可能会解决这一难题，它有着传统抗牙本质敏感成分无法比拟的优越性。李行懿等[28]研究发现，一定浓度下磷硅酸钙钠可有效地缓解根面牙本质敏感引起的疼痛，局部涂覆纯磷硅酸钙钠的配合应用使抗敏效果更优。高鹏等[29]发现生物活性玻璃对早期根面龋的再矿化能力显著。

（2）中药技术方向

中药是我国传统医学的瑰宝，大量学者对中药在应对老年口腔问题方面进行了前瞻性研究。经过研究发现，多种中药对口腔致病菌有良好抑制作用。对中药五倍子、蜂胶、中药大黄、茶多酚等的研究表明，这些中药对早期人工根面龋具有一定的抑制作用。五倍子主要产地为四川，主要成分为鞣酸，中医学认为五倍子有敛肺降火，收湿敛疮等作用。阙克华等[30]关于中药五倍子对人工龋再矿化的研究表明，在酸蚀性病损条件下五倍子可能有更高的再矿化效果。李姣等[31]研究发现大黄免煎剂在最低抑菌浓度时对早期根面龋的进展有抑制作用。石成玉等[32]通过体外人工造模形成早期龋齿发现蒲公英提取物可通过再矿化来预防早期龋齿。齐芳芳等[33]研究发现一定浓度的茶多酚溶液可以降低人造根面龋齿钙离子溶出，从而有效抑制早期人工根面龋发展。赵子煜等[34]使用含乌梅提取物的口腔喷剂对糖尿病并发的老年口干症患者进行4周临床研究，对唾液流率及口干程度进行评分评价，表明含乌梅提取物的口腔喷剂可有效缓解和改善老年人糖尿病并发的口腔干燥状况。陈旭珊等[35]研究表明，使用含余甘子的口腔喷剂后唾液流率明显提高，为缓解口干、减轻口渴感的产品研究提供新的依据。

（3）生物技术方向

益生菌（Probiotics）是一种能对人体健康产生有益影响的活的微生物群，现已广泛应用于人类或动物的多种系统性疾病的防治[36]。已经被揭示的口腔益生菌作用机理包括分泌抗菌物质达到抑菌效果、与浮游致病菌结合加速其沉降和在生物膜表面与致病细菌竞争结合位点从而抑制其生长与活性等。近年来，大量研究表明益生菌具有一定龋齿预防作用。益生菌菌株包括鼠李糖乳杆菌、双歧杆菌、罗伊氏乳杆菌、副干酪乳杆菌等，已被证实能够减少唾液和菌斑生物膜中变异链球菌和乳酸杆菌等致龋菌的数量，从而预防龋齿。益生菌用于口腔软组织疾病预防或治疗也被广泛研究和报道。与预防牙周疾病相关的益生菌包括罗伊氏乳杆菌、副干酪乳杆菌、鼠李糖乳杆菌、唾液乳杆菌和一些芽孢杆菌，对于一些常规牙周状况的评价指数标准，包括牙周袋深度、临床附着水平、探诊出血指数、牙龈和菌斑指数等，有一定的改善效果。何云和葛家华[37]研究了益生菌制剂对老年人口腔念珠菌的作用，发现益生菌的使用对减少老年人口腔念珠菌感染具有积极的影响。

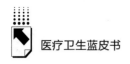

抗菌肽是目前新兴研究的热点之一，是一种天然高效广谱抗菌的活性小分子肽，由多细胞生物体防御系统产生，具有高效广谱抗菌活性，且不易产生耐药性。Histatin 为一种阳离子抗菌肽，从人唾液腺腺管上皮分离，具有较好的抗菌活性。为了明确 Histatin 对生物膜细菌的作用效果，Helmerhorst 等[38]合成具有更高抗菌活性的 Histatin 肽类，通过体外研究与合成 Histatin 变形链球菌、血液链球菌等混合菌牙菌斑生物膜联合培养，结果发现，合成 Histatin 能显著降低牙菌斑生物膜内活菌数量。赵泽等[39]研究了含有抗菌肽的口香糖对牙齿致病菌的抑制作用和口腔菌群多样性的影响，初步探究该种抗菌肽与口腔中微生物菌群的相互作用及作用机理。研究发现，使用抗菌肽口香糖对口腔内大部分细菌有作用，其更多的作用机理研究有待开展。

（4）现有技术拓展应用

老年组和青年组饮食咀嚼运动前后脑供血状况的对照研究表明，饮食咀嚼对老年人脑血流量增加有促进作用。口香糖配方中使用甜味剂替代蔗糖后，不仅能够训练咀嚼功能，而且能够清洁牙齿、刺激口腔中唾液分泌，达到促进牙菌斑 pH 上升和再矿化作用。开发适用于义齿的咀嚼训练的口香糖可辅助口腔清洁。刘敏等[40]研究了食用木糖醇口香糖对牙菌斑 pH 值的影响，建立牙菌斑原位动态检测模型，验证了食用木糖醇口香糖不会降低牙菌斑 pH 值，有利于牙齿再矿化过程。另外，张晔等[41]对 30 名志愿者开展研究，对其咀嚼口香糖后 pH 值和唾液流率的变化规律进行跟踪测试，结果显示，在实验期内咀嚼无糖口香糖组的唾液的 pH 值和流率均出现显著升高。因此，咀嚼无糖口香糖可以帮助预防龋病和降低口干症状的发生。

（三）专业老年口腔防护用品

1.阿尔茨海默病患者

阿尔茨海默病人群具有自理能力低下或丧失的特点，开展刷牙、漱口等口腔护理活动困难，导致口腔卫生状况较差，龋齿、牙周炎或口腔黏膜问题高发，常伴随口腔局部病变。患者常不能正确地表达自己的感受，因此掩盖早期症状，甚至加重口腔疾病。对患有阿尔茨海默病人群的口腔健康状况的国内外观察性研究文献进行 Meta 分析[42]，结果表明相较健康对照组人群，阿尔茨海默病患者的牙齿硬组织和软组织健康情况更加糟糕。应重视阿尔茨海默病患者的口腔保健，开发专门的口腔护理和治疗手段。

智能化口腔护理清洁系统的开发可以帮助对阿尔茨海默病患者家属及护理人员进行健康宣教，对病患口腔护理方式参照实际情况进行设置和分类，协助护理人员进行监督和管理，互联网技术的应用可使口腔器具联动，便于对老年患者的口腔卫生行为进行记录，如针对能独立开展口腔清洁护理但健忘的老年人，可进行监督、提示及管理。针对不能自我管理者，可开发护理人员方便使用的替用装和一次性使用清洁产品。加强口腔清洁防护和护理的便捷性和高效性是口腔产品开发方向。对于佩戴义齿的老年人，可开发易于脱卸和佩戴的义齿用具。因口腔是细菌聚集之处，抑菌材料、抗菌材料、防污材料及表面处理也是老年口腔义齿开发及产品质量提升的研究方向。

2. 呼吸机重症老年患者

呼吸机重症患者一般病情危重，老年患者有较多的口腔分泌物，唾液分泌量降低，口腔干燥造成口腔内细菌快速生长滋生，经常出现口腔致病微生物感染问题。呼吸机相关性肺炎（VAP）是一种临床多发、严重的并发症，使机械通气治疗患者的死亡率提升，显著增加患者机械通气时长。研究发现，VAP 的发病率与革兰氏阴性菌在病人口腔和咽喉部位的繁殖累积有关，一种简单有效地预防 VAP 的思路是实施良好的口腔清洁及减少该部位微生物定植。有研究表明[43]，采用软毛牙刷刷牙护理程序与一般口腔护理方法相比，重症监护室老年患者呼吸机相关肺炎发病的概率出现明显下降。采用儿童电动牙刷对口鼻气管插管病人开展口腔护理，相对于普通的口腔护理方案，可降低病人口腔异味，牙龈炎及口腔溃疡的概率，清洗效果更优[44]。刘敏和孙伯英[45]研究发现，采用电动牙刷结合氧化电位水冲洗法能明显降低口腔细菌、真菌感染情况及并发的口腔异味、牙龈炎、口腔溃疡，抑制口腔微生物的繁殖，防止进一步口腔感染的可能性。有研究者[46]对可视电动

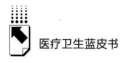

牙刷用于经口气管插管患者口腔护理的效果进行研究，结果表明这种牙刷既能有效控制口腔异味和抑制牙菌斑的形成，也能有效预防口腔感染。

（四）展望

中国的口腔护理产品中老年人口腔专业护理市场方兴未艾。从产品理念、产品技术、产品设计出发，针对老年人的口腔特点和需求，重新定义老年口腔护理产品，实现老年人口腔护理产品的专业化、功能化和多元化，可以更好地帮助老年群体进行全方位的护理防护，养成良好的口腔护理习惯。通过老年口腔护理产品的研发以及产业化发展，将针对老年人的口腔问题展开口腔护理产品的适老性设计，运用科技的力量推动我国老年人口腔健康状况良性发展，加快推进老年人口腔保健科普以及健康事业的发展，切实提升老年人健康水平、幸福感及生活质量。

参考文献

［1］刘洪臣：《老年人口腔健康的 10 项指标》，《中华老年口腔医学杂志》2019 年第 1 期。

［2］罗佳娣：《口腔内科门诊老年患者的就诊特点及分析》，《全科口腔医学杂志》2018 年第 20 期。

［3］Skaar, D. D., et al., "Dental Service Trends for Older US Adults, 1998-2006", *Spec Care Dentist*, 2012, 32 （2）.

［4］张振波、宋宇哲、陈金锐：《常见老年口腔疾病及其防治》，《中外医疗》2010 年第 6 期。

［5］闫书豪、杨洪波、蔡黎明：《面向失能老人的护理床发展现状和趋势》，《北京生物医学工程》2021 年第 6 期。

［6］吴补领、房付春：《我国老年口腔疾病诊疗模式现状与发展》，《中国实用口腔科杂志》2016 年第 8 期。

［7］朱凯：《口腔卫生宣教在社区老年人的牙周病治疗中的作用分析》，《全科口腔医学电子杂志》2018 年第 20 期。

［8］荣宁、刘玉凤、贾增礼等：《老年口腔的保健》，《中国社区医师》（医学专业）

2011 年第 35 期。

［9］李刚：《牙膏摩擦剂的理化特性和常用类型》，《牙膏工业》2003 年第 4 期。

［10］Miller, F. Y. , et al. , "Topical Fluoride for Preventing Dental Caries in Children and Adolescents", *Curr. Pharm. Des.*, 2012, 18（34）.

［11］Kani, T. , et al. , "Effect to Apatite-containing Dentifrices on Dental Caries in School Children", *Journal of Dental Health*, 1989, 39（1）.

［12］Blom, T. , et al. , "The Effect of Mouthrinses on Oral Malodor：A Systematic Review", *Int. J. Dent. Hyg.*, 2012, 10（3）.

［13］Fejerskov, O. , et al. , "Rational Use of Fluorides in Caries Prevention", *Acta Odontol. Scand.*, 1981, 39（4）.

［14］Goyal, C. R. , et al. , "Efficacy of Two Interdental Cleaning Devices on Clinical Signs of Inflammation：A Four-week Randomized Controlled Trial", *J. Clin. Dent.*, 2015, 26（2）.

［15］Christen, A. G. , et al. , "Oral Hygiene：A History of Tongue Scraping and Brushing", *J. Am. Dent. Assoc.*, 1978, 96（2）.

［16］工业和信息化部、民政部、国家卫生健康委：《智慧健康养老产业发展行动计划（2021~2025 年）》，2022 年 10 月。

［17］赵超：《老龄化设计：包容性立场与批判性态度》，《装饰》2012 年第 9 期。

［18］郑柳杨：《基于用户需求的产品适老化设计研究》，《福建建设科技》2019 年第 5 期。

［19］Waller, S. , et al. , "Making the Case for Inclusive Design", *Applied Ergonomics*, 2015, 46, PartB.

［20］Clarkson P. J. , et al. , "History of Inclusive Design in the UK", *Applied Ergonomics*, 2015, 46.

［21］Persson, H. , et al. , "Universal Design, Inclusive Design, Accessible Design, Design for All: Different Concepts-one Goal? On the Concept of Accessibility-historical, Methodological and Philosophical Aspects", *Universal Access in the Information Society*, 2015, 14（4）.

［22］王毅勃：《浅谈无障碍设计与通用设计》，《大众文艺》2012 年第 16 期。

［23］冯荣梅、彭思敏、周玉竹等：《牙间隙刷在老年人固定义齿修复后口腔护理中的应用》，《中国实用护理杂志》2008 年第 19 期。

［24］周小燕、贺凌飞：《巴氏刷牙法配合牙线和牙间刷对中老年种植牙术后清除菌斑的效果观察》，《中华口腔医学会全科口腔医学专业委员会第六次学术会议暨广东省口腔医学会全科口腔医学专委会 2015 年年会论文集》，2015。

［25］雷东辉、安世昌、温庆芳等：《牙间隙清洁工具改善老年牙周病临床症状的评价》，《实用口腔医学杂志》2021 年第 3 期。

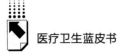

［26］ 苏州聚分享电子商贸有限公司：CN202010328723.X《一种应用在临床检测口气的智能电动牙刷》。

［27］ 崔家赫、刘鹤云：CN202011033308.8《基于声学的电动牙刷口腔清洁质量检测系统及检测方法》。

［28］ 李行懿、杨泓、陈娜：《磷硅酸钙钠治疗老年人根面牙本质敏感的临床观察》，《中华老年医学杂志》2013年第4期。

［29］ 高鹏、彭伟、李慧等：《生物活性玻璃对早期根面龋再矿化的研究》，《实用口腔医学杂志》2019年第6期。

［30］ 阙克华、郭斌、王博等：《中药五倍子对不同根面龋损提取非胶原蛋白后再矿化的影响》，《四川大学学报》（医学版）2012年第3期。

［31］ 李姣、赵满琳、崔占琴等：《中药大黄抑制早期人工根面龋作用的实验研究》，《现代口腔医学杂志》2012年第5期。

［32］ 石成玉、石绍芳、杨倩等：《蒲公英提取物对牛切牙根面龋再矿化的影响》，《大理大学学报》2019年4期。

［33］ 齐芳芳、王山、郭洁等：《茶多酚、厚朴酚抑制早期人工根面龋作用的实验研究》，《现代口腔医学杂志》2011年第5期。

［34］ 赵子煜、高志娟、陈佩仪等：《乌梅喷雾剂对老年糖尿病口干症患者唾液流率及口干程度评分的影响》，《护理学报》2018年第12期。

［35］ 陈旭珊、贺海霞、田婷等：《不同配比余甘子喷雾剂对健康人唾液流率影响的对比分析》，《中国地方病防治杂志》2018年第6期。

［36］ 张倩霞、王胜朝：《益生菌与口腔微生态调控的研究进展》，《微生物学通报》2021年第6期。

［37］ 何云、葛家华：《益生菌对老年人口腔念珠菌的影响》，《西南国防医药》2018年第1期。

［38］ Helmerhorst, E.J., et al., "The Effects of Histatin-derived Basic Antimicrobial Peptides on Oral Biofilms", *J Dent Res*, 1999, 78 (6).

［39］ 赵泽、相豆豆、李宗泽等：《抗菌肽口香糖对口腔细菌多样性影响的研究》，《第十次全国老年口腔医学学术年会论文汇编》，2015。

［40］ 刘敏、王伟健、王文辉等：《咀嚼木糖醇口香糖对牙面菌斑原位pH值的影响》，《现代口腔医学杂志》2006年第5期。

［41］ 张晔、张雷、光岩：《咀嚼口香糖对唾液流率和pH值的影响》，《现代口腔医学杂志》2003年第5期。

［42］ 周鹏、谭建苹、王丹等：《老年痴呆患者口腔健康状况的系统评价》，《口腔疾病防治》2019年第7期。

［43］ 熊维、廖浩、吴颖等：《软毛牙刷刷牙预防重症监护室老年患者呼吸机相关肺炎的效果研究》，《西北国防医学杂志》2017年第6期。

［44］卢小焕、卢小芹、刘映：《小儿电动牙刷在口鼻气管插管患者口腔护理中的应用》，《现代临床护理》2011年第10期。

［45］刘敏、孙伯英：《电动牙刷结合氧化电位水预防口腔插管病人感染的研究》，《中国实用护理杂志》2005年第14期。

［46］刘敏、杨敏：《可视电动牙刷在气管插管患者口腔护理中的应用研究》，《中国实用护理杂志》2009年第29期。

B.13
老年人口腔护理产品使用现状及消费行为

陈晓涛*

摘 要： 目前，我国老年人口腔健康保健知识现状不容乐观，对口腔护理产品的正确认知水平有限。关注老年人的口腔健康教育，帮助他们树立正确的口腔卫生习惯尤为重要。口腔健康是全身健康的重要保障。合理规范使用口腔护理产品，包括牙刷、牙间刷、含氟牙膏、义齿清洁产品等，提高老年人口腔疾病的预防保健意识，可改善口腔健康状况，为提高生活质量奠定基础。

关键词： 老年人 口腔健康 口腔护理产品

一 老年人牙刷、牙膏的使用现状及消费行为

刷牙是口腔健康状况主要影响因素之一。常乐等[1]对359名养老院老人进行问卷调查，发现仅32%的老年人早晚刷牙，50%采用横刷方式，只有17%的人3个月内更换牙刷，4%使用牙线。另一项北京某军队中老年干部相关牙体硬组织缺损成因规律的调查显示，选用硬质刷毛者占58.4%，以横向刷牙方式为习惯者占73.4%，楔状缺损患病率高达63%，各影响因素中习惯横向刷牙成为导致和加重楔状缺损的首要原因[2]。海口市老年人口腔健康行为调查中，73.8%的被调查老年人做到饭后漱口，早晚刷牙占

---

* 陈晓涛，博士，新疆维吾尔自治区人民医院口腔科主任，主任医师、博士生导师，主要研究方向为牙周病病因学。

66.4%，65.8%的被调查老年人采用牙签清洁牙间隙，每天刷牙的次数≥2次的人数达到调查人群的61.6%，43%的老年人每3个月主动更换牙刷，41.7%的老年人选择使用含氟牙膏，28.2%的老年人用漱口液维护口腔卫生[3]。此外，发现不同文化程度的人其刷牙方式、刷牙频率、使用邻面清洁工具等口腔健康行为存在差异。与其他文化程度的人群相比，大专及以上人群辅助使用邻面清洁工具的占比最高（39.28%），同时，接近一半的大专及以上人群采用竖刷法，仅42.31%的文盲或小学人群坚持每天刷牙[4]。

在口腔护理领域，以电动牙刷为代表的新产品发展速度最快。2018年以来电动牙刷以50%以上的速度增长，并有望在未来几年继续保持快速增长。电动牙刷的运动模式包括往复直线运动、快速钟摆式旋转、脉冲运动、环形旋转及交错旋转等。电动牙刷通过高频运动来清洁口腔，其效率远大于手动牙刷，缩短刷牙时间。此外，刷毛的高频次震颤的动作加速牙龈局部血液循环，利于促进牙周组织新陈代谢，兼具牙龈按摩作用。与手动牙刷相比，电动牙刷左右转动在保护牙龈，减轻炎症，控制菌斑显示出独特的优势。并且，电动牙刷的安全得到了充分的保证，造成组织损害的概率很低，目前尚无直接的证据证明软组织损伤与使用电动牙刷有关[5]。老年人操作灵巧性不如年轻人，而电动牙刷方便、舒适及高效的特点，能显著提高老年人刷牙的依从性。

有研究显示，人群收入、工作性质和文化教育程度与含氟牙膏认知正确率密切相关[6]。王春晓等[7]学者对全国23271名35～44岁成年人和8902名65～74岁老年人的问卷调查显示，坚持早晚刷牙老年人占22.1%，使用含氟牙膏的占32.5%。每年口腔检查、早晚刷牙情况、使用含氟牙膏的达标率，城市居民高于农村居民，东部高于中部和西部，女性高于男性。在经济发达的深圳，86.4%的老年人坚持每天刷牙，其中41%规范刷牙大于2次及以上，62%的老年人知道含氟牙膏[8]。江苏省35～74岁人群中，95.7%能坚持每日刷牙，29.1%知道含氟牙膏[9]。广东省55～64岁人群中，刷牙率为98.96%，含氟牙膏使用率为23.96%[10]。成都市162位被调查者中，每日刷牙2次或更多次的老人占82.7%[11]。相较于广东和江苏等发达地区，经济较为落后的陕西、西藏地区以及山东潍坊农村地区刷牙和含氟牙膏使用率

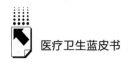

仍有待提高。陕西省 70.4% 的老年人能每天刷牙，87.6% 的老年人刷牙使用牙膏，而仅有 4.1% 的老年人知道含氟牙膏，西藏地区老年人牙膏使用率为 88.81%[12~13]。对山东潍坊 60 岁以上 3093 名农村老年人问卷调查显示，31.3% 的老年人选用药物或含氟牙膏，28.3% 的老年人了解含氟牙膏，34.8% 的老年人不定期更换牙膏[14]。

二　老年人牙线、牙间刷的使用现状及消费行为调查

牙线能够有效清除牙齿邻接面的菌斑软垢，单纯使用牙刷难以清洁这些区域。第四次全国口腔卫生流行病学调查显示，65~74 岁人群中，只有 0.8% 的人使用牙线[15]。有学者研究发现，在 506 例 60~82 岁的老年人中，只有 4.35% 的人使用牙线和牙间隙刷进行牙齿清洁[16]。深圳市老年人使用牙线和定期口腔检查的比率较低，需要加强对老年人的健康宣教，引导他们养成良好的口腔卫生习惯[17]。32% 的老年人每天至少刷牙 2 次，50% 的老年人未采用正确的刷牙方法，17% 的老年人定期更换牙刷，仅 4% 的老年人使用牙线。

针对不同原因引起的牙龈退缩患者，应当辅助使用牙缝刷进行口腔卫生的维护，使用时将牙间刷刷头在需要清洁的牙缝中前后移动，即可有效清洁邻面。一项评估不同牙间隙清洁工具改善老年牙周病患者牙周健康效果的研究显示，与牙线组相比，牙间隙刷、冲牙器组的菌斑指数和牙龈炎症指标下降更明显[18]。对 506 名 60~82 岁老年患者进行调查发现，68.18% 的人坚持早晚刷牙，20.95% 的人每天刷一次牙，仅 4.35% 的人利用牙线或牙间刷清理牙间隙，而从未或很少使用过牙线、牙间刷和含氟牙膏者高达 70.55%，每一年至少洁牙一次者几乎没有[16]。一项社区老年人牙周健康状况的认知调查发现，使用牙线、牙间刷的人分别占 14.2% 和 1.2%；调查现场表示愿意接受口腔卫生宣教的人占 83.5%，认为需要定期牙周检查的占 54.9%，但真正进行检查者只有 21.7%[19]。

三 老年人漱口水、义齿清洁剂的使用现状及消费行为调查

漱口液可深入口腔各部位，包括牙齿排列的解剖死角，比如牙龈边缘及牙间隙，能减少邻面44%细菌，抑制导致口臭的细菌90%，减少牙菌斑附着56%[20]。好的漱口习惯不仅能够保持口腔环境湿润舒适，还能清除牙龈边缘及牙间隙之中食物残渣和分泌物，有效减轻口腔黏膜干燥同时促进口腔清洁[21]。大多数老年人很少将漱口液作为日常护理，而认为其是治疗口腔疾病的药物。国内少有针对老年人漱口液使用情况的调查研究。一项研究表明，105例老年2型糖尿病患者中，习惯应用漱口液的患者仅有13例，占比12.4%[22]。而国外的一项调查显示养老机构中漱口液的使用率已达到39%，认知率达75%[23]。漱口液不仅可以辅助清洁口腔，还可以有效防龋和防止伤口感染促进愈合。有研究表明，联合应用含氟与镧漱口液较单独使用含其中任何一种防龋微量元素的漱口液，对老年人根面龋具有较好的防治功效[24]。一项对40例进行过口腔颌面外科手术的老年患者手术后使用成分复方漱口液进行干预的研究结果表明，复方漱口液在促进口腔清洁、减少口腔异味、抑制炎症、防止伤口感染等方面的效果较好，且效果随患者使用时间的延长而提高[25]。

在欧美国家，牙膏和漱口液在口腔清洁产品方面比例相当，而国内漱口水品牌虽然种类繁多，但市场占有率较低，且制备厂家及核心技术大多为国外所占有[26]。我国漱口液产品发展滞后，主要有以下三点原因：一是受经济条件制约，中国民众对漱口液的应用观念及重视程度还有待提高；二是漱口液主要以赠品或捆绑销售的方式进行销售，缺乏特色的宣传模式；三是缺乏规范的漱口液市场管理流程，对销售过程中夸大漱口水疗效缺乏监管。中药为我国所特有，应该加强含有中药成分的漱口液的研发，加大对漱口液的宣传，扩大漱口液市场，同时加强市场监管。

老年人唾液流量明显减少，含唾液淀粉降低，而唾液黏蛋白含量增加，

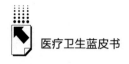

造成唾液黏稠，黏稠环境对致龋菌的生长和菌斑的形成有显著的促进作用。义齿基托和口腔黏膜之间的唾液是义齿获得固位的两大要素，黏稠度合适的唾液还可以减弱义齿与口腔黏膜组织之间的摩擦。所以，口腔分泌唾液的减少会减弱义齿固位、吞咽和机械保护作用，同时降低了唾液的抑菌效果。义齿佩戴者因修复材料的理化性质和口腔环境导致的清洁问题，往往诱发口腔健康问题[27]。约88%的义齿佩戴者对义齿清洁方法不了解，导致清洁效果不佳，进而引起黏膜炎症[28]。调查显示，42%老年人会主动刷洗可摘局部义齿，34%老年人使用牙刷和自来水清洗义齿，仅5%的老年患者使用牙刷及清洁剂清洁义齿，以获得良好的口腔卫生效果[29]。研究表明，浸泡加刷洗方式在保持义齿清洁能力上较单一浸泡或刷洗清洁效果更具优势[30]。

参考文献

[1] 常乐、徐静晨、王翔宇等：《太原市养老机构老年人口腔健康状况的调查分析》，《华西口腔医学杂志》2021年第2期。

[2] 孙巍巍、肖娴：《驻京部队1210名中老年干部口腔楔状缺损病因调查》，《西南国防医药》2020年第5期。

[3] 喻树峰：《海口市老年人口腔健康调查研究》，南华大学硕士学位论文，2016。

[4] 王峰、唐城芳、娄鸣：《西安社区老年人口腔健康行为调查分析》，《湖北民族学院学报》2016年第3期。

[5] Olkovsky, D. L., et al., "Safety of a Water Flosser: A Literature Review", *Compend Contin Educ Dent*, 2015, 36 (2).

[6] 李秀如：《成年口腔疾病患者对口腔卫生自我保健产品知识、态度、行为的调查》，安徽医科大学硕士学位论文，2013。

[7] 王春晓、张麒、阳扬等：《中国成年及老年人预防性口腔卫生行为状况》，《中国公共卫生》2015年第2期。

[8] 张莉、武剑、高奇：《深圳市376名65~74岁老年人口腔健康行为抽样调查》，《临床口腔医学杂志》2015年第2期。

[9] 黄鑫、刘怡然、沈红等：《江苏省中老年人群口腔健康知信行抽样调查报告》，《口腔医学》2020年第8期。

[10] 梁奕浩、范卫华、李剑波等：《广东省55~64岁人群口腔卫生行为和不良习

惯的抽样调查报告》，《现代医院》2021 年第 3 期。

[11] 李骈、陈稳、王如意等：《成都市老年人活动义齿使用情况和口腔保健意识的调查》，《国际口腔医学杂志》2016 年第 3 期。

[12] 樊睿、樊晓宇、张艺等：《陕西省老年人群口腔保健行为调查分析》，《中华老年口腔医学杂志》2020 年第 5 期。

[13] 李晓鹏、关玲霞、传爱云等：《西藏地区中、老年人群牙膏使用情况的调查》，《牙体牙髓牙周病学杂志》2017 年第 4 期。

[14] 郑真真、周云：《中国老年人的健康行为与口腔健康》，《人口研究》2014 年第 2 期。

[15] Lyle, D. M., "Use of a Water Flosser for Interdental Cleaning", *Compend Contin Educ Dent*, 2011, 32（9）.

[16] 秦玲、邱海燕、郑向前等：《506 名老年患者口腔卫生状况调查及分析》，《中华老年口腔医学杂志》2017 年第 6 期。

[17] 冯希平：《中国居民口腔健康状况——第四次中国口腔健康流行病学调查报告》，《2018 年中华口腔医学会第十八次口腔预防医学学术年会论文汇编》，2018。

[18] 金冬梅、王维倩、巫肖虹：《牙缝刷预防牙周病效果观察》，《浙江预防医学》2012 年第 11 期。

[19] 李阳、曹雅婷、邓嘉胤等：《社区老年人牙周状况的认知调查及需求分析》，《中华老年口腔医学杂志》2016 年第 4 期。

[20] 章锦才：《漱口液与全口健康》，《广东牙病防治》2008 年第 16 期。

[21] 王爱芹、王英、齐美丽等：《组合吸痰管结合洗必泰口腔冲洗对预防呼吸机相关肺炎的临床研究》，《中华医院感染学杂志》2017 年第 15 期。

[22] 王颖、高月平、王涛等：《老年 2 型糖尿病患者口腔健康知识及行为调查》《护理学杂志》2014 年第 17 期。

[23] Srinivasan, M., et al., "Prevalence of Oral Hygiene Tools Amongst Hospitalised Elders：A Cross-sectional Survey", *Gerodontology*, 2019, 36（2）

[24] 金晖、刘筠、贾兰云等：《含氟、镧漱口水防治老年人根面龋的临床研究》，《牙体牙髓牙周病学杂志》2006 年第 11 期。

[25] 张红璇：《复方漱口水对老年口腔颌面外科手术患者术后口腔感染的干预效果》，《现代医学》2015 年第 3 期。

[26] 茹依伦、卢东民、林梅：《漱口水的应用及对口腔保健的意义》，《科技展望》2016 年第 26 期。

[27] 齐鹏鹏、吴梓齐、王景云：《全口义齿清洁与维护研究进展》，《中华老年口腔医学杂志》2015 年第 3 期。

[28] Sumi, Y., "High Correlation between the Bacterial Species in Denture Plaque and

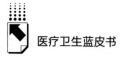
Pharyngeal Microflora", *Gerodontology*, 2003, 20（2）.

［29］隗丽丽、吴凯敏、张大志:《老年人可摘局部义齿戴用及基牙龋损情况的调查
分析》,《中国医疗美容》2015 年第 3 期。

［30］梁洁梅、邓树珍、赖叶琼:《三种清洗方式对戴可摘义齿患者口腔健康的有效
性评价》,《中国实用医药》2021 年第 4 期。

B.14
老年人口腔护理用品市场发展状况及趋势

邓全富　唐伟月*

摘　要： 本报告汇总了近几年中国口腔护理用品市场概况，对牙膏市场的产品功能细分、销售渠道发展、区域消费情况和分城市级别发展情况进行了描述，并分析了老年人口腔护理用品市场。对老年人口腔护理用品市场的研究表明，参照老年人口腔健康状况，以老年用户为中心，有针对性地开发老年人口腔护理用品，其市场发展潜力巨大。

关键词： 老年人　口腔护理用品　口腔健康

随着日常生活水平的不断提升，人们对口腔健康越来越关注。近年来，国家卫健委相继出台了多项政策引导国人重视口腔健康。为此，本报告融合多年市场研究及国际权威调查机构报告，对老年人口腔护理用品市场和消费需求进行分析，进而为老年人口腔健康管理提供参考和建议。

一　中国口腔护理用品市场概览

口腔护理用品一般包括牙膏、手动或电动牙刷、漱口水和其他辅助用品（牙线、牙齿增白剂、口气清新剂、牙签、牙线棒和牙间刷以及义齿类产品）。作为一个日常必需品类，口腔护理受到新冠肺炎疫情的影响有限。除

---

* 邓全富，重庆登康口腔护理用品股份有限公司技术研发中心主任、高级工程师，主要从事口腔护理用品的研究和开发；唐伟月，重庆登康口腔护理用品股份有限公司技术研发中心高级工程师，主要从事口腔护理用品的研究和开发。

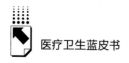

一般刷牙以外，中国消费者还在日常口腔护理流程中使用更多种类的产品来改善口腔健康和牙齿外观。据统计，口腔护理用品的销售额持续增长，2020年口腔护理用品市场容量达到了434亿元（见表1）。

表1　2016~2020年中国口腔护理用品销售额及其同比增长情况

单位：亿元，%

指标	2016年	2017年	2018年	2019年	2020年
销售额	312	339	369	404	434
同比增长	7.9	8.7	8.8	9.5	7.4

资料来源：尼尔森零售研究数据。

（一）口腔护理用品市场细分

各品类口腔护理用品在口腔护理用品市场中的份额如表2所示。作为口腔护理流程中最重要的必需品，牙膏继续占据大部分市场份额，但由于市场饱和，其增长速度明显放缓，牙膏的销售额在2020年增长5%，达到了294亿元。品牌开发不断投资于新品，从借鉴美妆品类趋势到尝试创新口味，为该传统产品细分注入了新鲜感。牙刷作为第二大细分市场产品，销售额在2020年增长了10%，牙刷细分市场的增长主要受电动牙刷驱动，但与过去几年相比，增长有所放缓。小规模细分市场如漱口水和口腔清洁辅助用品在整个口腔护理市场增长强劲。

表2　2016~2020年中国口腔护理用品细分市场份额

单位：%

产品	2016年	2017年	2018年	2019年	2020年
牙膏	73.7	72.8	71.2	69.4	67.8
牙刷	20.1	20.3	21.1	22.1	22.6
其他辅助用品	4.8	5.4	6.0	6.6	7.4
漱口水	1.4	1.5	1.7	1.9	2.2

资料来源：尼尔森零售研究数据。

（二）口腔护理用品市场规模预测

新冠肺炎疫情发生后，人们坚持每天都佩戴口罩出行，有清新口气的口腔护理产品获得了极大的发展。大多数牙科就诊以治疗为主，居家日常口腔护理仍然是大多数中国消费者保持口腔健康的主要方式，口腔护理流程多元化也为其他品类口腔护理用品提供了发展机遇。随着年龄的增长，老年人更有可能遇到牙龈发炎、牙结石和牙龈萎缩等各种各样的口腔问题。人口老龄化也为口腔护理用品的发展创造了机会。未来5年，消费者将更加关注口腔健康、牙齿外观以及感官体验。口腔护理用品市场规模在2020～2025年将以7%左右的年均复合增长率增长，并将于2025年达到623亿元（见表3）。

表3   2021～2025年中国口腔护理用品销售额及其同比增长情况

单位：亿元，%

指标	2021 年	2022 年	2023 年	2024 年	2025 年
销售额	477	514	551	587	623
同比增长	9.9	7.8	7.2	6.5	6.1

资料来源：尼尔森零售研究数据。

二　牙膏产品的市场现状

作为口腔护理品类中重要的一部分，牙膏品类约占整个销售额的70%。2020年，牙膏品类的销售额为293.8亿元，同比下降5.5%；销售量为29.43万吨，同比下降7.8%；百克均价为8.9元，同比增长2.5%。如图1所示，2019年10月至2021年9月，牙膏品类的销售额为261.8亿元，同比减少2.4%；销量为28.66万吨，同比减少4.8%；百克均价为9.1元，同比增长2.5%。2021年第三季度，牙膏品类线下销量仍有小幅萎缩。

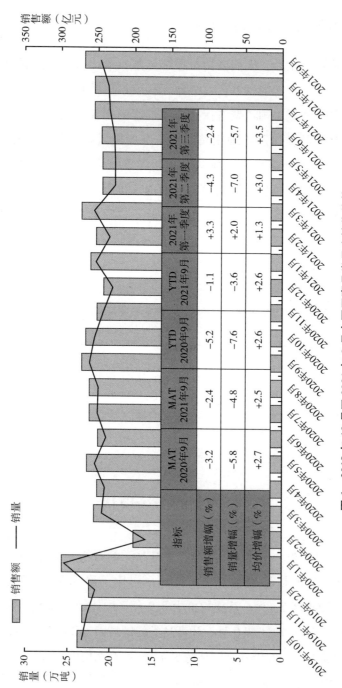

指标	MAT 2020年9月	MAT 2021年9月	YTD 2020年9月	YTD 2021年9月	2021年第一季度	2021年第二季度	2021年第三季度
销售额增幅（%）	−3.2	−2.4	−5.2	−1.1	+3.3	−4.3	−2.4
销量增幅（%）	−5.8	−4.8	−7.6	−3.6	+2.0	−7.0	−5.7
均价增幅（%）	+2.7	+2.5	+2.6	+2.6	+1.3	+3.0	+3.5

图 1　2019 年 10 月至 2021 年 9 月全国牙膏品类月度销售趋势

注：MAT 表示滚动年度总计，YTD 表示年初至当前日期对应自然月的情况。

资料来源：尼尔森零售研究数据。

（一）牙膏功能细分

牙膏按照功能可以分为牙龈护理、美白、抗敏感、清新、防蛀、儿童、中草药、多功能、基本以及其他子品类。2018~2021年全国牙膏子品类的销售额占比如表4所示。牙龈护理和美白的功能需求仍然是消费者最在意的，消费者期望牙膏在维持牙龈健康的同时也能顾及牙齿美白等社交属性需求。儿童牙膏口腔市场份额大于6%且有上升趋势，表明儿童牙膏市场仍将有巨大的发展潜力。

表4　2018~2021年全国牙膏子品类销售额占比情况

单位：%

年份	牙龈护理	美白	抗敏感	清新	防蛀	儿童	中草药	多功能	基本	其他
2018	24.5	25.4	9.8	9.4	11.2	6.0	5.0	5.5	1.1	2.1
2019	25.6	25.9	9.8	9.7	10.1	6.2	4.8	4.8	1.0	2.1
2020	27.0	26.4	10.0	5.9	9.6	6.5	4.4	5.5	2.5	2.2
2021	27.7	26.1	10.6	5.7	9.0	6.7	4.3	4.7	2.5	2.7

资料来源：尼尔森零售研究数据。

（二）牙膏销售渠道发展情况

图2为2020年10月至2021年9月大卖场、超市、小型超市、便利店、化妆品店和食杂店等不同渠道的牙膏品类销售情况。从图中可以看出，牙膏销售额仅在超市小幅增长，牙膏销量在超市下滑最小。

（三）牙膏区域消费状况

图3为2020年10月至2021年9月东、南、西、北四个大区的牙膏品类销售情况。从图中可以看出，牙膏品类在各大区的销售额、销量均萎缩，产品均价都有所提升。南区、西区萎缩相对较小，北区销量下滑明显。

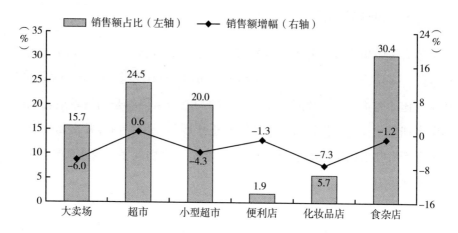

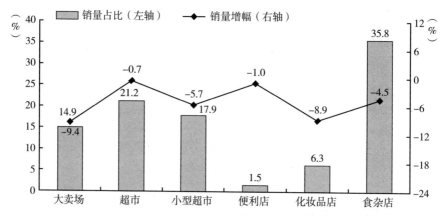

图2　2020年10月至2021年9月牙膏品类渠道销售情况

资料来源：尼尔森零售研究数据。

（四）牙膏分区域销售情况

图4为2020年10月至2021年9月牙膏品类在重点城市、省会城市、地级市、县级市、县和乡村等不同区域的销售情况。从图中可以看出，牙膏品类在各区域中的销售额、销量仍在萎缩，产品均价都有所提升。

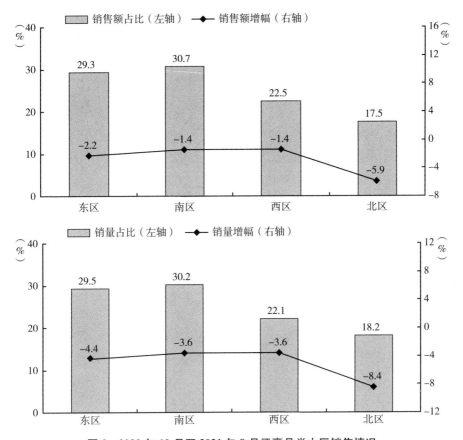

图3 2020年10月至2021年9月牙膏品类大区销售情况

资料来源：尼尔森零售研究数据。

三 老年人口腔护理用品市场发展趋势

口腔护理用品市场可根据年龄、购买力、地区和功能进行划分，目前国内牙膏产品销售主要针对儿童、青年和白领阶层，产品功效集中于美白和牙龈护理，而忽略了老年人的消费需求和消费市场。这主要是由于老年人消费市场容量较小，收入相对较低，消费需求较弱，品牌忠诚度较高，然而这一现象将随着中国经济的发展发生变化[1]。

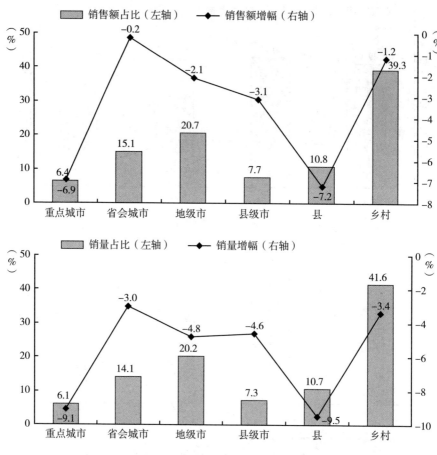

图4 2020年10月至2021年9月牙膏品类区域销售情况

资料来源：尼尔森零售研究数据。

第七次全国人口普查数据显示，我国的人口老龄化速度持续加快。我国人口老龄化率预计在2050年达至35%的峰值，随后将长期稳定在33%左右，进入重度老龄化阶段。

我国老年人的口腔卫生习惯已经开始发生变化。口腔卫生习惯与受教育程度和地理环境息息相关，受教育程度越高，刷牙频次也越高，且农村显著低于城市[2]。2015年，我国老年人口中初中、高中文化程度的占比为25.8%，大专及以上文化程度的占比为3.1%，老年人口受教育程度持续提升。第四次全国口腔健康流行病学调查结果显示，在 65~74 岁的老年人中，牙齿的存留量为 22.5 颗，患龋率为 98%，口腔黏膜异常检出率为 6455/10 万，牙龈出血率为 82.6%，牙石检出率为 90.3%。虽然近年来老年人的口腔健康状况得到了一定程度的改善，但还存在很多不足。

随着我国中等及以上收入家庭比例的提高，经济重心将继续向上偏移。城镇老龄群体的家庭收入结构呈橄榄形，七成以上的群体处在中高收入水平，他们是不可忽视的消费主力军。与此同时，城乡老年群体的消费行为也开始发生改变，逐渐从温饱型转变为文化休闲型。

四　前景展望

第七次全国人口普查数据显示，我国 60 岁及以上老年人口已超过 2.6 亿人，其消费品市场潜力巨大。老年人口腔护理用品市场将成为口腔护理的下一个细分市场。根据老年人口腔健康状况，以老年用户为中心，有针对性地开发老年人口腔护理用品，关注龋病、牙周病和缺牙问题，研制更安全、疗效更好、更适合老年人生理及心理特征的包容性、无障碍产品将有巨大的市场。

参考文献

［1］罗喆：《中老年牙膏市场分析》，《口腔护理用品工业》2013 年第 4 期。
［2］佟晓芳、张智锋：《中老年牙膏开发思路》，《口腔护理用品工业》2013 年第 1 期。

口腔健康教育篇
Oral Health Education Report

B.15
老年人口腔健康教育与促进实践

王兆有　荣文笙　韩亚琨　胡　江*

摘　要： 针对老年人的口腔健康促进和口腔健康教育是提高老年人的口腔健康水平以及全身健康水平的主要措施。本报告介绍了针对老年人口腔健康促进的策略、目标、项目、评估以及实践活动，以及老年人口腔健康教育的方法、特点、技巧，并提供具体范例。

关键词： 老年人　口腔健康教育　口腔健康促进

* 王兆有，博士，北京大学第三医院口腔科主治医师，主要研究方向为口腔疾病预防及口腔流行病学，负责第一部分内容的撰写；荣文笙，博士，北京大学口腔医院主任医师，中国牙病防治基金会常务副秘书长，主要从事口腔疾病预防、口腔流行病学以及口腔清洁护理用品的临床试验研究，负责第一部分内容的撰写；韩亚琨，博士、博士后，吉林医药学院附属医院副主任医师，主要从事牙周疾病的基础研究及临床治疗，负责第二部分内容的撰写；胡江，博士，吉林医药学院口腔医学系主任，吉林医药学院附属医院口腔科主任，主要研究方向为口腔种植学、口腔组织再生、医用生物材料，负责第三部分内容的撰写。

一 中国老年人口腔健康促进实践

口腔健康是全身健康的一部分，影响人们的生活质量[1~3]。老年人的口腔疾病通常是慢性、进行性、累积性的，常常比较严重，口腔健康与全身健康之间的相互关系在老年人中尤为突出。一方面，老年人口腔健康状况不佳会增加其患全身性疾病的风险，如咀嚼功能受损会直接影响进食和营养摄入，使全身健康陷入恶性循环。另一方面，全身性疾病和/或其治疗的不良副作用可能导致患口腔疾病、口干、味觉和嗅觉改变的风险增加[4~6]。高龄患者如果接受多种药物治疗，其口腔健康的治疗和维护可能会更加复杂。因此，我们要积极促进老年人口腔健康。

（一）老年人口腔健康促进的策略

口腔健康促进由口腔健康教育、口腔健康保护和口腔疾病预防三部分组成，每个组成部分在个体、群体和社区口腔健康促进中都具有重要作用，三者相互联系和相互促进[7]。口腔健康促进应当以口腔疾病的一级预防为基础，即在疾病发生前所进行的预防工作，以便阻止疾病的发生，这也是口腔健康促进的主要任务。实施有效的口腔预防措施必须以口腔健康教育为基础，提高人们的保健意识，理解并实践相关的口腔预防措施。口腔健康保护包括司法和财政控制、其他法规和政策，目的在于促进健康和预防疾病，减少人民受到环境危害、不安全或不健康行为危害的可能性。卫生行政领导在口腔健康促进中起着决定性的作用，各级医务人员在有效的预防方法和口腔健康行为指导方面起主导作用，两者在实际工作中相辅相成、相互促进，缺一不可。改善口腔健康有赖于不断完善口腔卫生政策、建立口腔健康保障体系、开展口腔健康教育、组织人员培训以及进行科学研究。但是，不同国家、地区面临的挑战不同，需要放眼全球、着眼本土[8]。

1. 完善口腔卫生政策

口腔卫生政策和项目是国家层面和社区层面公共卫生政策和项目的一部

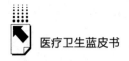

分。鼓励口腔健康目标制定者和管理者从控制口腔疾病的危险因素入手，尤其需要针对一些高风险的特殊人群，如婴幼儿、学生、孕妇、老年人、残疾人等，并将相关干预措施整合到全身健康项目中。这种方式可以同时提高人们的全身健康和口腔健康，缓解健康状况的不均衡现象。因此，需要深化部门协作，形成口腔疾病防治工作合力，在政府主导下，加强卫生行政部门与财政、教育、社保、民政等相关部门的协作，促进将口腔健康融入多部门政策。在国家层面设立口腔中心，协助卫生行政部门制定口腔疾病防治规划，全面推进全民口腔健康管理。我们国家需要加强对政策的分析和解读，这是对老年人口腔公共卫生项目的推广、立法、目标设定和实施至关重要的一步。但是，目前世界上只有少数国家明确提出了老年人口腔健康促进的目标和预防保健措施。WHO 近年来制定并发布了两套全球战略来预防慢性病——"饮食、运动和健康的全球战略"和"预防慢性病的全球战略"，这些战略目标意图为各国制定全身疾病和口腔疾病的预防指南提供参考，我们国家可以借鉴和参考相关战略。

老年人相关的公共卫生政策和项目应当考虑各种不同状态的老年人，包括行动不便、有经济困难、在家中养老或养老机构养老的老年人。一些老年人常去的社会活动场所都是可以考虑开展公共卫生项目的地方。对于不能自理的老年人，不论是在家中养老还是在养老机构养老，他们的生活照料者起着重要的作用，在退休之家和照料者培训机构推广口腔健康促进项目，有助于提升老年人的口腔健康状况。公共卫生项目首先需要增强老年人的口腔健康意识，从而帮助他们将口腔健康知识转化为良好的口腔健康行为。

2. 建立口腔健康保障体系

老年群体的口腔健康需求不同于其他年龄段人群，即便在老年群体中，年轻一点的老年人和年长一点的老年人的口腔健康保健需求和要求也不同。老年人口腔健康保障体系需要了解老年人的需求和要求。例如，有些老年人在退休后经济会比较困难，口腔治疗费用是影响他们是否看牙的一个因素。口腔健康保障体系需要帮助他们消除这种顾虑，为老年人提供能够负担得起的口腔预防保健措施，确保口腔疾病的早发现、预防和治疗。同时，加大对口腔健康工作的投入，逐步建立政府、社会和个人多元化资金筹措机制，对农村和贫困地区加大保障支持力度。完善现有的居民医疗保险和社会保障制度，满足人们基本的口腔保健需求，将龋病和牙周病作为老年人重点防治的口腔疾病，纳入国家基本医疗保险中。WHO提出，建立第三方费用支付体系，用于老年人口腔疾病的预防，这也许能够帮助老年人更好地利用口腔卫生服务[9]。对我国而言，建立以预防为主的口腔健康保障体系是一个不小的挑战，建立以社区为基础的预防和治疗模式迫在眉睫。

针对老年人群开展口腔疾病综合防控策略[10~11]。老年人作为口腔疾病防治的重点人群，针对其龋病、牙周病、口干等重点疾病，因地制宜，探索推广口腔疾病防治的适宜技术[12]。老年人以龋病和牙周疾病为防治重点[13]，倡导全方位口腔清洁，提倡使用牙线、牙间隙刷，将口腔洁治纳入医保，倡导定期口腔洁治，维护口腔健康。重视牙根护理，预防根面龋。保留健康牙齿，及时修复缺失牙，恢复口腔功能，有效提升老年生活质量[12]。

加强基层老年人口腔疾病防治网络的建设，在社区卫生服务中心和乡镇卫生院设置口腔疾病防治科室，建立老年居民口腔健康档案、开展口腔健康教育和口腔疾病预防干预，以保证居民平等享有基本口腔卫生服务。

3. 开展口腔健康教育

将口腔健康教育集中宣传与日常宣传相结合，积极开展口腔健康教育与口腔健康促进活动。建立健全口腔健康教育体系，充分发挥口腔专业人员的积极性和技术指导作用，充分利用口腔专业机构、学术团体、社会组织的优势并争取企业界的支持，积极开展对老年人的口腔健康教育，提高老年人口腔健康意识，普及口腔保健知识。广泛开展和推进规范化、科学化的口腔健康科学普及工作，大力推广科学有效刷牙、使用含氟牙膏、饭后漱口等口腔保健常识，引导老年人树立正确的口腔健康观念，养成科学的口腔健康习惯。

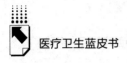

4. 进行专业人员培训

我国应培养更多的口腔医护人员来满足日益庞大的老年人群口腔疾病预防和治疗需要。加强对口腔疾病防治专业人员的培养与培训，提升广大口腔病防治工作者尤其是基层口腔卫生工作人员的口腔疾病防治能力，更好地为广大居民服务，提高居民的口腔健康水平。应在口腔专科医院设立口腔预防科并配置口腔预防专业人员，在综合性医院口腔科及其他口腔医疗机构配置从事口腔疾病预防的专业人员，在社区卫生服务中心和乡镇卫生院配置口腔助理执业医师开展老年人口腔疾病的初级预防[7]。

在对口腔医学生的传统教学中，老年口腔医学侧重于讲述老年人的生物医学和临床治疗特点，常常忽视年龄增长引起的社会心理和行为变化方面的教学。了解口腔状况不佳的老年人群经济、心理情况以及他们的生活质量受牙齿不好影响的程度，有助于我们为这些老年人提供更为适宜的口腔医疗服务，更顺畅地与他们交流沟通，更好地进行口腔健康教育和组织公共卫生项目。因此，在WHO发布的"迈向关爱老年人的初级卫生保健"文件中提出，未来需要加强对口腔从业者社会科学维度的培训，理解并灵活运用生物-社会-心理模式，将多学科领域的知识相互渗透，更好地了解和满足老年人的需求和期待[4]。

在我国，虽然赡养老人还是主要依赖子女，但越来越多的老人交由社会机构或护工照料。不论子女还是护工，都是老年人日常生活接触的重要群体之一，但通常这些照料者对口腔健康的认知水平都不高。因此，对照料者进行口腔健康教育，向他们传授基本的口腔保健知识和技能，让其认识到口腔健康是全身健康的重要部分，对促进老年人口腔健康有极为重要的意义。这样能够帮助老年人提高口腔卫生服务利用、促进口腔自我保健，享有更加合理的饮食和均衡的营养。

5. 开展科学研究

老年人作为一个特殊且庞大的群体需要我们投入更多的精力去深入研究，这是全球专家学者的共识[4]。对老年人口腔健康的研究，既要有基础研究，也要有流行病学和临床试验研究。口腔健康与全身健康相互关系的生物医学研究可以帮助我们更好地理解老年人口腔疾病的发病机制，这些研究成果对临床和公共卫生实践非常重要。

老年人口腔健康的流行病学研究可以对口腔疾病防治信息进行收集、分析、利用，并将口腔健康流行病学的核心指标纳入居民健康指标的常规监测体系，及时掌握居民口腔健康基本状况，并开展口腔健康与全身健康关系的研究。定期对老年人进行口腔流行病学调查，有利于动态监测老年人口腔疾病发病及分布特征以及变化趋势，为制定口腔疾病防控规划、具体措施、调整防治策略以及评价规划的实施效果提供科学依据。流行病学调查中，除了调查临床指标，还需要调查被调查者的社会行为，例如对健康状况、口腔功能和生活质量的自我感觉和评价，进而从个体和社会层面来更好地分析影响口腔疾病的因素。另一方面，有些老年人口腔疾病只在某一部分人群中发生，这些人群一般在社会、行为和文化背景上与其他人群有显著的不同。因此，流行病学调查最好能发现这些高危人群，并对高危人群进行个别或群体干预。

从全球来看，对老年人的口腔健康促进和口腔疾病预防类的干预性研究严重缺乏。除个别工业化国家开展了少数对老年人口腔疾病的干预性研究，其余国家几乎没有基于社区的老年人口腔健康促进类研究，发展中国家尤其欠缺。但是，我们迫切需要这些研究和评价结果指导政策的制定和实施，帮助我们将现有的知识转化为实际的行动力。

（二）老年人口腔健康促进的实践

国际上一些组织机构在老年人口腔健康促进实践方面积累了比较丰富的经验，了解这些组织机构的实践内容和形式，有助于我们更好地开展本土实践活动。

1. 国际组织的实践

（1）WHO 老年人口腔健康促进实践

早在 1995 年，为应对全球少数国家已经出现的老龄化问题，WHO 发起了"老龄化与健康"项目，该项目旨在通过人员培训、调查研究、信息传播和政策支持来提高老年人对健康的认知，并在 1998 年再次强调了老年人健康促进的必要性和紧迫性。2000 年，WHO 在"老龄化与全生命进程"项目中强调"健康地变老"，并在随后发布了相应的建议性政策框架文件，指导健康变老的具体方法。这份提议以健康、社会参与和社会保障为基本支柱，将口腔健康纳入与健康相关的政策性建议中，强调口腔疾病对老年人全身健康和生活质量的影响以及促进口腔健康的意义，这份文件中同时提出，慢性病和影响功能的危险因素最小化，保护性因素最大化，有助于延长人们的寿命，提高老年人的生活质量；同时，在劳动力市场、教育、卫生等方面，都应有相应的政策支持老年人充分参与社会经济和文化活动，这样，老年人才能继续为社会做出更多贡献。当老年人无法独立生活时，需要依赖社会给予其人身安全和经济保障，这样才能保护他们应有的权利和尊严。将老年人纳入口腔健康管理，并以社区为基地开展和推广，从而为老年人口腔疾病的早发现、初级治疗并提供上级医疗机构转诊服务提供极大的便利。WHO 积极与部分发展中国家进行口腔健康项目合作，开展了一系列适合当地情况的老年人口腔健康促进项目。

（2）WHO 老年人口腔健康促进目标

WHO 老年人口腔健康促进项目鼓励各国口腔健康政策制定者关注并促进老年人口腔健康，提高他们的生活质量。2001 年 WHO 就提出了"8020计划"，旨在构建口腔健康标准，即 80 岁的老年人至少应有 20 颗功能牙（即能够正常咀嚼食物、不松动的牙）。这是以科学为导向、健康为前提、事实为依据构建的口腔健康标准。现在世界上大多数国家的卫生部门已纷纷响应"8020 计划"，开展了全民爱牙活动。

WHO 和世界牙科联盟（FDI）2003 年共同制定了 2020 年的口腔健康目标，该目标同时得到了国际牙科研究学会（IADR）的联合响应。该目标并未给出具体的数值指标，只指明了各种口腔疾病控制的方向，各国、各地区专家可以根据这个目标，构建符合当地实际的数值指标。其中，老年人口腔健康的目标致力于减少无牙殆和提高老年人天然功能牙的数量，对 65~74岁老年人口腔健康的主要方向如下[8]。

龋病：降低老年人因龋失牙率至 X%。

牙周病：降低老年人因牙周病（与吸烟、不良口腔卫生状况、压力和系统性疾病相关）失牙率至 X%；将牙周感染发生率降低至 X%。

失牙：降低无牙颌发生率至 X%，提高人均存留牙数 X%；提高拥有 20 颗以上功能牙的老年人比例至 X%。

口腔癌：将口腔癌的发病率降低至 X%，将口腔癌术后 5 年生存率提高到 X%。

口干症：提高早发现率 X%。

口腔服务利用：提高老年人口腔卫生服务利用率至 X%；提高老年人口腔健康信息管理覆盖率达 X%。

（3）FDI 推荐的口腔健康促进资源的评估

FDI 推荐了一个评估表用于在制定具体口腔健康干预措施前的资源评估（见表 1）。

表 1　口腔健康促进资源的评估量表

问题	是	否	不知道
财政方面			
（1）中央财政预算中是否包括用于口腔健康的支出？			
（2）是否有充足资金购置设备和仪器？			
（3）是否有充足且固定的资金用于支付人员劳务费和耗材？			
（4）是否有充足资金用于预防和口腔健康促进？			
人力方面			
（5）是否有充足的训练有素的相关工作人员？			
（6）是否有充足的人员来管理、检测和评估干预手段的效果？			
设备和仪器方面			
（7）是否有可用的设备和仪器？			
基础设施方面			
（8）是否进行了详细的需求评估后才选择了干预措施？			
（9）是否与社区有明确的沟通渠道？			
（10）是否有明确的渠道来获取资源？			

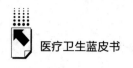

续表

问题	是	否	不知道
(11)是否有用于报道的渠道？			
(12)如果有必要使用交通工具，它是否可用且能发挥应有的作用？			

注：如果"是"<6个，则资源可用率低；如果"是"=6~9个，则资源可用率中等；如果"是"≥10个，则资源可用率高。

（4）美国老年人口腔健康促进实践

美国卫生和人类服务部、卫生资源和服务管理局提出的改变老年人口腔保健观念的政策策略包括以下五个方面的内容[14]。

一是努力改变老年人对口腔健康和疾病的看法，使其认识到口腔健康是全身健康的一部分。对非口腔保健专业人员进行培训，重点教授他们如何帮助老年人提升口腔健康。

二是加快循证医学研究，有效应用科学手段改善老年人口腔健康。调查生活在各种环境中的老年人的口腔健康需求，包括寄宿、居住在老年公寓、护理院、疗养院或其他场所的老年人。

三是建立满足尽可能多的老年人口腔健康需求的有效的口腔健康基础设施，在各地区建立以社区为基础的口腔保健服务体系，以更好满足低收入老年人、疗养院老人和残疾老年人在预防和治疗方面的需求。

四是消除口腔健康服务利用的障碍，增加口腔专业人员的数量，以便为有特殊就诊需求的老年群体提供上门口腔诊疗服务。将口腔健康纳入所有公共卫生项目中，尤其是针对老年人的项目。

五是利用社区合作伙伴改善老年人口腔健康。增加口腔医疗和保健项目的服务数量，与社区组织建立积极的伙伴合作关系，为有特殊需求的老年人（如行动不便的老年人）提供服务。

2. 我国老年人口腔健康促进实践

（1）全国口腔健康流行病学调查

我国分别在1983年、1995年、2005年和2015年开展了四次全国口腔健康流行病学调查，为掌握我国居民口腔健康状况、制定不同时期口腔疾病防治策略提供了科学依据。全国流调的调查对象包括65～74岁老年人，包括来自除中国香港、澳门和台湾地区以外的31个省市自治区的抽样人群，对其进行口腔检查和口腔健康问卷调查。通过口腔检查了解老年人的牙列状况、牙周状况、口腔黏膜状况、牙列缺损缺失及修复状况；通过问卷调查了解老年人与口腔健康相关的生活习惯、口腔健康知识、态度和行为状况以及口腔卫生服务利用等情况，此项调查丰富了我国老年人口腔健康流行病学相关数据[12]。

（2）全国重点人群口腔健康监测项目

2021年中央财政转移支付地方专项经费支持在全国范围开展重点人群健康状况监测。根据《国家卫生健康委办公厅关于印发中国居民慢性病与营养监测工作方案的通知》的有关要求，重点人群口腔健康状况监测正式纳入慢性病与营养监测工作体系。重点人群选取3岁和5岁（来自幼儿园）、12岁儿童（来自中学），35～44岁、65～74岁成年人（来自社区）五个年龄组。该项目的目标是：①掌握我国城乡重点人群的口腔健康状况及影响因素，监测龋病、牙周疾病等口腔常见疾病的患病状况；②掌握我国城乡重点人群口腔卫生保健的知识、态度和行为状况；③分析我国居民口腔健康状况和口腔卫生保健的知识、态度和行为的变化趋势，探索其变化规律和影响因素。重点人群口腔健康监测包括口腔健康问卷调查和口腔健康检查两部分内容。通过该项目的问卷调查，可以了解我国老年人与口腔疾病的相关危险因素，口腔健康知识、态度和行为，口腔疾病经历，口腔卫生服务利用情况等。通过口腔健康检查了解老年人的牙列状况、牙周状况、口腔黏膜状况和牙列缺损缺失及修复状况[15]。

各省（自治区、直辖市）和监测点根据当地实际情况，采取多种形式开展宣传动员工作，向居民介绍口腔健康状况监测的意义和目的；掌握情况，做好预约，争取调查对象的理解、支持和配合。全国重点人群口腔健康状况监测项目有利于掌握我国城乡居民，尤其是数据相对匮乏的老年人口腔健康状况、行为因素和健康素养水平的现况和变化趋势，监测健康口腔专项

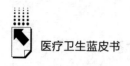

行动主要指标进展，评价工作效果[15]。

（3）老年口腔健康促进行动

2021年12月18日，在中国老年学和老年医学学会2021年学术大会开幕式上，由中国老年学和老年医学学会、中国牙病防治基金会和中华口腔医学会共同发布"全国老年口腔健康促进行动倡议书"。该倡议书指出，口腔疾病不仅影响口腔咀嚼、发育等生理功能，还与脑卒中、心脏病、糖尿病、消化系统疾病等全身疾病密切关系，但目前对老年人口腔健康问题关注不足，老年人的口腔健康意识仍然严重缺乏，维护口腔健康的生活方式尚未形成，龋病、牙周病等口腔疾病患病率较高。2021年11月发布的《中共中央　国务院关于加强新时代老龄工作的意见》也明确提出要开展老年口腔健康行动。该倡议书就加快提升老年人口腔健康水平发出以下倡议[16]。

一是全社会积极行动，共同关注老年人口腔健康，形成促进维护老年口腔健康的良好舆论氛围和强大合力。

二是加强基层专业人员老年口腔健康教育、口腔疾病防治、口腔护理等实用性技术培训，提升老年口腔健康服务能力。

三是提供有利于老年人口腔健康的支持性环境，将口腔疾病防治纳入现有健康服务，提供口腔健康教育、预防、诊疗、修复的全流程口腔健康管理服务，建设老年口腔友善机构。

四是老年人应从自身做起，主动学习掌握口腔疾病防治知识，自觉养成良好生活习惯，例如，每天2次有效刷牙、掌握正确刷牙方法、使用含氟牙膏预防龋齿、规范清洁义齿、每年开展至少1次口腔检查洁治、及时修复义齿等。

全国老龄办于2021年10月21日正式启动了全国范围的"老年口腔健康促进行动"，该行动将持续5年，聚焦于老年口腔健康，以"预防为主、防治结合、突出重点、统筹资源"为原则，结合普及口腔健康知识与防治口腔疾病两方面，提升老年口腔健康服务能力，改善老年人口腔健康状况，提高老年人健康水平。该项目由北京市卫健委、老龄办先行先试，提出了4

项工作内容：一是广泛开展老年人口腔健康知识宣教活动，全方位、多途径的宣传口腔健康知识，提升老年人的健康素养；二是开展基层卫生服务机构老年口腔健康服务能力提升行动，提升为老年人服务的能力；三是将老年口腔健康促进纳入老年友善医疗机构建设和社区卫生服务机构老年健康规范化建设中；四是开展老年口腔健康公益行动，通过公益募集、慈善捐赠等形式向老年人赠送老年口腔健康护理包。

全球老年人口迅速增长，尤其是发展中国家，伴随而来的是口腔疾病和慢性疾病发病率的增长，这对全世界的职能部门和决策者来说都是一种挑战。口腔健康促进鼓励公共卫生服务管理者和决策者能够制定经济有效的预防干预措施，帮助老年人改善口腔健康状况，并且将其纳入全身健康项目中。这些实践行动的目的在于控制口腔疾病、促进健康、提高生活质量，因此需要开展后进行全面系统的评价，鼓励各国分享各自的研究成果和经验。加强对老年人口腔健康状况的监测，评估目标实现情况以及开展口腔健康项目需要的成本。

二　老年人口腔健康教育的特点、方法

口腔健康教育是维护老年人口腔健康的有效手段[17]。鉴于老年人群特殊的生理、心理特点，对其进行口腔健康教育应因势利导，注意方式方法，从而最大限度地促进老年人口腔健康。

（一）口腔健康教育

口腔健康教育，即通过一定的教育手段，使受教人群获取利于口腔健康的基本知识和维护口腔健康的基本技能，减少不利于口腔健康的危险因素，从而提高口腔健康水平及生活质量[18]。口腔健康教育的关键是帮助人们树立口腔保健意识、引导其改变不良行为习惯，形成良好的口腔健康习惯，维护和促进口腔健康。口腔健康教育是口腔健康促进中必不可少的一部分，可以增加人们的健康知识，理解并实践相关的口腔保健技能和口腔疾病预防措施[19]。

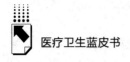
1. 口腔健康教育的基本目的和应用

（1）增长人们的口腔健康知识，理解、接受并能付诸实践。

（2）每一项口腔卫生保健服务都应包括口腔健康教育。

（3）口腔健康教育是临床口腔医疗服务的组成部分，口腔医生在进行检查、诊断、治疗与康复过程中应尽可能针对患者的病情开展有针对性的口腔健康教育。

2. 口腔健康教育常用方法及特点

（1）个别交流

口腔医务工作者可在日常的诊疗活动或科普活动时就口腔健康的基本问题或预防保健方法等常规口腔健康问题与患者及家属进行个别交流。此方式的优点是简单直接，目的性及特异性较强。患者可就自己关心关切的问题进行询问从而获得明确的答案。然而这种方式的问题种类及受众人群均较为局限，其效率相对不高。

（2）科普讲座

采用专家或专业人员讲座的形式，在医院、学校或社区等人员聚集性较强、人口类型相似区域就某一类疾病的相关问题进行科学知识的普及传播。相较于个别访谈或小组会谈，该方法可一次向较多人传播，具有一定的效率。但通常此类方法的时间、地点安排较为固定，不利于大众随时接收信息，这也在一定程度上影响了其效果。

（3）大众传媒

随着网络信息技术的发展，微信公众号、小视频程序及其他相关手机App 在信息传播中的优势逐渐体现。在口腔健康教育过程中，专业人员可通过发布相关的文字或视频信息的方式，将必要的保健知识或疾病预防要点传播给潜在的读者或观众。与其他方式相比，该方式信息传播量较大，且可在任何时间、地点进行获取，传播效率较高。唯一不足的是，此方法缺乏医生与患者间的交流，常造成患者"看过即忘"，印象不深从而执行力不强。

（4）现场活动

除上述方法外，医院、学校或社区等机构还可组织现场体验活动让大众直接参与。此方法印象深刻、效果明确，但人力物力成本较高。在日常生活中，常以口腔保健主题活动的形式开展。

（二）老年人的生理心理特点

随着年龄的增长，人体的生理机能及代谢能力出现显著的下降[20]。伴随衰老出现的不仅有各种器官功能的退化、疾病种类及程度的增加，还可产生相应的心理状态的变化[21]。同时，社会环境及周围环境的改变也会对老年人的心理健康水平产生影响，使得老年人形成独特的生理、心理模式，了解其特点有助于更好地开展老年人群的口腔健康教育。

1.老年人的生理特点

（1）外观的老化

老年人在进入老龄阶段后，第一个显著的特征即为外观的变化，外观的老化始于整体的衰老，但其对老年人的影响不仅限于形象。更多的情况下，"老"对老龄人群会产生直接的心理影响，从而进一步加剧了生理上的老化。

（2）机体功能下降

老年人群的运动能力、消化吸收能力及代谢能力随着器官的衰老而不断下降。这不仅易造成老年人群钙质流失、营养不良等现象，也可导致药物对老年人群疾病治疗效果不佳，进而形成慢性不良消耗，引发严重的不良预后。

（3）感知能力下降

随着机体老化，老年人神经系统的敏感程度显著下降。多数老年人群存在视觉、听觉、触觉或嗅觉等基本感觉的下降。这些感觉的变化使得老年人群对疾病带来的不适不敏感，同时也对治疗所带来的效果反应迟钝。通常当疾病被老年患者感知时，疾病已进入较为严重的状态，这也为临床治疗带来了一定的困难。

（4）自我修复能力下降

进入老年阶段后，人们的免疫防御系统随之老化，其屏障能力及对病原

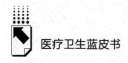

物的清除能力均有显著的下降。这导致老年人相比年轻人更易发生感染性疾病或机会性肿瘤。同时，细胞分裂与再生能力的老化也导致老年人在疾病得到控制后，组织的修复能力不足。这些变化的结果造成了老年疾病的迁延不愈。

（5）执行力下降

随着老年人记忆力、理解力的下降，老年人对医嘱或健康嘱托的认可及执行能力均表现出明显的不足。忘记吃药、吃错药或忘记复诊等现象时有发生。在医疗过程中，如无子女或其他家属陪护，通常老年人群很难全面理解医生的要求，从而导致诊疗误差。

2. 老年人的疾病特点

机体衰老不仅带来上述变化，还伴随很多老年疾病的发生[22]。研究发现，心脑血管疾病、糖尿病及肿瘤为老年人群中的常见病和高发病，这些疾病除造成机体功能障碍，还会影响口腔健康[23]。了解老年人的疾病特征，有助于制定更加全面、科学的口腔健康教育内容和方法。

（1）多种疾病共存

老年人可能同时罹患几种疾病。高血压、糖尿病、慢性阻塞性肺部疾病等疾病经常同时发生在同一宿主体内。这些疾病间虽无明确的直接相关关系，但其引发的机能下降则可在一定程度上相互叠加影响，加速机体功能的下降。

（2）症状不明显

机体的老化、代谢功能的下降及感知功能的下降导致老年人群在多种疾病中的临床表现不明显。例如，由于老年人对口腔黏膜颜色、质地的改变以及疼痛的感觉不敏锐，一些口腔癌时常会被忽视而错过早期诊断及治疗。

老年人罹患的疾病常具有慢性消耗的特点，外加老年人机体修复能力下降，这些疾病在治疗后通常只能达到缓解、代偿的效果，难以达到完全治愈。

3. 老年人的心理特点

随着人年龄增长、机体老化和老年性疾病的发生，老年人心理状态会发生一定的变化。这种心理变化不仅影响老年人的生活，还影响对疾病治疗的态度和效果[24]。因此，在对老年人进行口腔健康教育的时候，很重要的一点是要遵循老年人的心理特点，这样才能取得良好的效果[25]。

（1）怀旧心理

老年人常将自己的经历作为评价现下生活或行为的依据。通过表现出对旧事物的肯定与认知来表达或获得当下社会的认可。在医疗行为中，老年人群常将过去的诊疗经历作为参考，若与现有方式存在偏差，则配合度显著下降甚至出现怀疑或拒绝。

（2）抑郁心理

老年人因疾病较多或缺乏必要的社会关怀可能产生焦虑、忧郁等消极情绪。个别人群甚至因某些疾病或生活经历产生厌世感。这会导致老年人群的生活质量下降，机体抵抗力不足从而更易患病。患病后所带来的身体不适又进一步加重了焦虑和抑郁，这种负面的促进效应对老年人群的健康是十分不利的。

（3）依赖心理

老年人多伴有生活不便等日常问题，这使得其对家属或朋友产生了强烈的依赖。表现为患病或就诊时需要亲友的陪伴，在拟定治疗方案及施行治疗行为的过程中，老年人群对亲友意见的需求程度显著高于年轻人群。

（三）老年人的口腔健康教育方法

鉴于老年人群的生理、心理特点，在对其进行健康教育的时候应采取特异性、针对性的教育方式，以便取得更佳的效果。

在了解老年人的心理状态及引导其正确认识生理状态后，可根据实际情况选择相应的口腔健康教育方法[26]。相对而言，个别交谈效果最为显著。在交流时，可根据老年人的情绪变化及行为反应随时调整内容，以保证健康教育的效果。此外，将科普知识与日常生活结合的新媒体形式也为多数老年人所接受，该形式较为新颖有趣且贴近生活，老年人更易接受并形成记忆[27]。无论选择何种口腔健康教育方式，都应遵循以下原则：帮助老年人明确生命意义、正确对待老化；引导老年人建立有利于维持口腔健康的社会关系；指导老年人形成科学的生活规律，养成健康、良好的生活方式[28]。

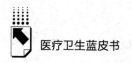

综上，老年人的口腔健康教育有其显著的特点和方法，在临床工作中应予以注意，从而最大限度地促进老年人口腔健康。

三　老年人口腔健康教育的技巧与范例

口腔健康教育对于提高老年人群体的口腔健康水平而言是一种最为行之有效的方法，其主要以讲解、沟通、交流等形式进行。因为受到生理和心理上的种种因素的影响，作为受教对象的老年人群体，在学习上表现出有别于其他年龄群体的典型特征[29~31]。在进行口腔健康教育的时候，必须深入了解这些特征，采用恰当的教育方法、手段和技巧才能够达到预期的效果。

（一）老年人口腔健康教育的技巧

要完成一个理想的老年人口腔健康教育项目应掌握以下技巧。

1. 制订科学的、切实可行的健康教育计划和方案

（1）明确目标，确定活动主题和时间进度，做好组织协调与管理。要先调查了解该地区老年人口腔健康的主要问题是什么，接受口腔健康教育的老年人的主观需求是什么。要针对老年人对口腔健康的客观需求进行分析和排序，选题要准确，要有针对性。

（2）结合现状，制定口腔健康教育长期及短期目标。在制定短期目标时，可以考虑让老年人了解和掌握预防口腔疾病的知识与方法，学会如何改掉不良的生活习惯；在制定长期目标时，可以设计在较长的一段时间内，社区老年人群口腔健康问题要得到怎样的改善，口腔常见病的患病率和发病率控制在什么样的程度。

（3）确定授课的人员，选拔一些性格温和、态度友善、沟通能力较强、具有一定亲和力的医务人员担任口腔健康教育的宣讲员，同时也要具有一定的健康宣教经验和能力。

（4）填写知识问卷，通过问卷形式征求老年人群的意见，对结果进行认真分析和研判，准确了解老年人群对口腔健康知识的真实需求。

（5）确定宣教内容，口腔健康教育的内容要根据老年人群的真实需求来组织，要做到内容丰富、浅显易懂，其形式和方法也要新颖、多样。最好设计多个周期的内容安排，使口腔健康教育活动能够循序渐进地开展。

2. 根据老年人的特点选择相应的交流技巧

老年人群的听力和记忆力都在减退，而且他们对事物有自己秉持已久的看法，因此依从性也较差。但是，老年人群对健康的渴望较青年人和中年人更为强烈，他们的注意力会更多地集中于疾病的治疗及其效果上。因此，在对老年人群进行口腔健康教育的时候，宣教者要有足够的耐心，通过循序渐进的过程来完成宣教，一定不能操之过急[32]；宣教者要通过一般性交流拉近与老年人的心理距离，要通过构建同理心来与老年人产生共鸣，一定不能搞"强势给予"的宣教模式；宣教者在宣教的时候，要将重点放在对与疾病治疗相关内容的介绍和讲解上，提高老年人的听课兴趣，增加老年人的听课动力[33]。此外，宣教时也可以穿插一些真实的案例或编写的故事，借以说明事理。

（1）合理定位听课对象对专业知识的理解程度

我国老年人普遍缺乏口腔健康保健知识。所以，在对老年人进行口腔健康知识教育的过程中，切忌使用过多的专业性术语或采用生硬的讲授方式，应采用通俗易懂的语言和更加贴近日常生活的宣讲方式[34]。

（2）注意掌握互动形式

在宣教的过程中，一定要在适当的时机安排互动，这样既可以了解老年人对口腔健康知识的掌握情况，又便于调动老年人对口腔健康知识的兴趣，吸引他们的注意力到宣教主题上来。一般可以采用提问的形式将老年人的思考引向宣教主题，但要尽量避免使用连续提问的方式，也不要提出过于烦琐的问题，更不能提出过于专业的问题，要用通俗易懂、言简意赅的语言来表达问题。当老年人在回答问题或者阐述自己观点的时候，宣教者一定不要打断，而是要耐心倾听，并通过专注的表情和点头等肢体语言表现出对老年人所讲述的内容很感兴趣[35]。在集中宣教时，对提出带有普遍性问题的老年听众要及时表示赞赏，并准确、全面地给予回答；而对于个性化的问题，不

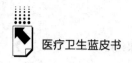

要急于做出回答，因为这样会占用大多数人的时间，但要表达自己对他的问题很感兴趣，集中宣教结束以后会与他进行专门的讨论。互动中对老年人表述中存在的错误或者不准确的地方，要适当地婉转表明不认同其观点，例如"您有这样的理解也不足为奇"，等等。同时，一定要及时阐明自己的观点，避免让其他的老年听众感到莫名其妙、一头雾水，甚至出现被误导的情况。

（3）开展多样化的健康教育形式

健康教育的"一对一"形式。"一对一"健康教育形式也称为"椅旁健康教育"，是最为理想的健康教育形式。在健康教育的过程中，老年人会明显地产生被关注的感觉，能够有充裕的时间了解自己想知道的东西，能够表现出较好的依从性。但是宣教的时间将会很难控制，往往用时较长，造成较大的成本投入。

健康教育的"一对多"形式。"一对多"的健康教育主要是采用演讲的形式来进行，能够一次性对人数较多的听讲者进行集中宣教，宣教的效率比较高，所用时间可以控制，成本也相对较低。但是要达到教育的效果，宣教者要在演讲前做充足的准备。首先，宣教者要储备丰富的口腔医学知识，面对开放性的宣教场面能够做到有问必答；其次，宣教者还要在平时多多学习，深入了解老年人在学习上表现出来的各种特点，掌握进行良好沟通的技巧，才有可能实现有效的宣教。

在充分做好宣教前准备的前提下，宣教者在演讲时还要做到以下几点。

自信——心里要充满自信，而且要在表情上明确地表现出来，在语言和态度上也要准确、果断，不能出现模糊不清或模棱两可的情况。

轻松——要通过语言和表情努力营造轻松的演讲氛围。

针对性强——根据老年听众的需要、心态、文化程度、理解能力等影响因素，安排针对性很强的内容，才能吸引老年听众的注意力。

语速——要做到快慢结合，快的时候要富有节奏感，但表达的内容要清晰准确；慢的时候能带动老年听众一起思考，要引起他们的共鸣。值得注意的是，因为是面对老年听众，所以整体的语速还是要适当放慢一些。

肢体语言——要充分利用手势、眼神和适当的走动等肢体语言，用以配合讲座的内容，能够将听众的注意力集中到演讲人身上。与语速一样，面对老年听众，肢体的运动速率也要放慢一些。

适时结束——演讲的内容要条理清晰，过程不能拖泥带水，时间也不要过长，避免老年听众产生厌烦情绪和疲劳感。可以安排在演讲的高潮时结束，让听众感到意犹未尽，这样才能在演讲后有进一步咨询、沟通等互动的可能。

结尾——尽量选用一句结构简单的话结尾。

做好老年人口腔健康教育工作，最好能够采用多样化的形式进行，充分利用各种时机，反复、耐心、系统地去进行宣教，只有这样才能真正帮助老年人群提高口腔健康水平。

（二）老年人口腔健康教育范例

1. 宣讲主题

宣讲主题为"老年人如何进行口腔卫生保健"。

2. 听众人群

听众人群为某社区 65 岁以上老人。

3. 准备阶段

选定临床经验丰富、授课能力强、沟通能力强的口腔医务工作者作为本次活动的健康宣讲员；准备各种宣教资料，包括视频、文本、幻灯片、牙体模型等。

4. 宣讲开始

现场开讲后，口腔健康宣讲员向参加活动的老年人介绍本次口腔卫生宣教活动的目的和意义，播放老年人口腔健康保健宣传片。与老年人进行互动，倾听老年人对口腔健康问题的诉求，对有代表性的和普遍性的问题进行归纳；对个别问题记录清楚纳入课后探讨。

通过与老年人融洽的交流后，总结出该社区老年人对口腔保健认知存在三个误区：老年人牙齿松动脱落是不可避免的；缺失牙后不必及时修复；日常口腔护理只需刷牙即可。

这些认知误区将作为接下来讲解的主要关注点，有针对性地进行逐一

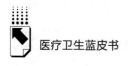
解答。

5. 宣讲中期

口腔宣讲员通过展示临床病例和浅显易懂的讲解，揭示上述认知误区给老年人口腔健康及生活质量带来的影响和危害。

例如，导致老年人牙齿松动脱落的元凶往往就是牙周病，而对牙周病进行良好的干预、治疗和维护可以延缓牙齿松动乃至脱落的进度；缺失牙不及时修复会引起咬合关系的改变，进而降低咀嚼效率，影响消化和营养吸收并可导致颞下颌关节紊乱；刷牙只是日常口腔护理的基本措施，且不正确的刷牙方法还可导致楔状缺损等问题，造成众多老年人出现牙齿敏感的症状，这时导入巴斯刷牙法及使用牙线、牙间隙刷的概念，帮助老年人建立定期进行口腔检查的观念。

讲解中语速要尽量缓慢，将一些专业的语言根据自己的习惯进行通俗化。

6. 宣讲结束

用一句简单的话结束，并表示会继续关注每位听众的健康，例如，"牙齿的健康是需要维护的，一部分自己来做，一部分交给你的医生！"

接下来发放调查问卷，了解老年人对本次口腔宣教活动的评价和建议，也询问他们还对哪些内容感兴趣，为制定下一周期的口腔健康教育内容和宣讲主题提供依据。

最后不要忘记那些个性化的问题，要逐一与提出者进行沟通，这样才能换来更大的信任。

参考文献

［1］ Petersen, P. E., "The World Oral Health Report 2003: Continuous Improvement of Oral Health in the 21st Century—The Approach of the WHO Global Oral Health Programme", *Community Dent Oral Epidemiol*, 2003, 31 (1).

［2］ Locker, D., "Measuring Oral Health: A Conceptual Framework", *Community Dent*

Health, 1988, 5（1）.

［3］ Koistinen, S., et al., "Oral Health-related Quality of Life and Associated Factors among Older People in Short-term Care", *Int J Dent Hyg*, 2020, 18（2）.

［4］ Petersen, P. E., et al., "Improving the Oral Health of Older People: The Approach of the WHO Global Oral Health Programme", *Community Dent Oral Epidemiol*, 2005, 33（2）.

［5］ Walls, A. W., et al., "Oral Health and Nutrition in Older People", *J Public Health Dent*, 2000, 60（4）.

［6］ Ritchie, C. S., et al., "Oral Health Problems and Significant Weight Loss among Community-dwelling Older Adults", *J Gerontol A Biol Sci Med Sci*, 2000, 55（7）.

［7］ 徐韬主编《预防口腔医学》，北京大学医学出版社，2013。

［8］ Hobdell, M., et al., "Global Goals for Oral Health 2020", *Int Dent J*, 2003, 53（5）.

［9］ World Health Organization, *Oral Health for 21 Century*, World Health Organization Publisher, 1994.

［10］ FDI, "Oral Health for an Ageing Population Partnership", FDI 官网，2017 年 6 月，https://www.fdiworlddental.org/oral－health－ageing－population－results－survey－oral－conditions－elderly.

［11］ FDI, "Multisectoral Action for a Life Course Approach to Healthy Ageing Draft Global Strategy and Plan of Action on Ageing and Health", FDI 官网，2017，https://www.fdiworlddental.org/wha69－multisectoral－action－life－course－approach－healthy－ageing.

［12］ 王兴主编《第四次全国口腔流行病学调查报告》，人民卫生出版社，2018。

［13］ Issrani, R., et al., "Geriatric Dentistry—Meet the Need", *Gerodontology*, 2012, 29（2）.

［14］ Norman, O., Franklin, G. G., Christine, N. N., *Primary Preventive Dentistry*, Pearson Publisher, 2004.

［15］ 国家卫生健康委老龄健康司：《〈关于全面加强老年健康服务工作的通知〉解读》，中国政府网，2022 年 1 月 17 日，http://www.nhc.gov.cn/lljks/tggg/202201/e379815c740247d3be 81d6b371cf6545.shtml。

［16］ 中国老年学和老年医学学会：《中国老年学和老年医学学会 2021 年学术大会圆满召开》，澎湃网，2021 年 12 月 18 日，https://m.thepaper.cn/baijiahao_ 15909885。

［17］ Ghaffari, M., "Oral Health Education and Promotion Programmes: Meta-Analysis of 17－Year Intervention", *Int J Dent Hyg*, 2018, 16（1）.

［18］ Angelopoulou, M. V., "Experiential Learning in Oral Health Education", *J Educ Health Promot*, 2018, 7.

［19］ Dixon, J., "O-HEALTH-EDU: A Scoping Review on the Reporting of Oral Health

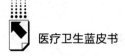
Professional Education in Europe", *Eur J Dent Educ*, 2021, 25（1）.

［20］ Siewert, J. S., "Institutionalized Elderly People with Dementia: An Integrative Review on Nursing Care", *Rev Bras Enferm*, 2020, 73.

［21］ Gulia, K. K., "Sleep Disorders in the Elderly: A Growing Challenge", *Psychogeriatrics*, 2018, 18（3）.

［22］ Deb, B., "Constipation and Fecal Incontinence in the Elderly", *Curr Gastroenterol Rep*, 2020, 22（11）.

［23］ Alexiou, K. I., "Quality of Life and Psychological Consequences in Elderly Patients after a Hip Fracture: A Review", *Clin Interv Aging*, 2018, 13.

［24］ Lee, K., "Consideration of the Psychological and Mental Health of the Elderly during COVID-19: A Theoretical Review", *Int J Environ Res Public Health*, 2020, 17（21）.

［25］ Schwan, J., "Chronic Pain Management in the Elderly", *Anesthesiol Clin*, 2019, 37（3）.

［26］ Alberto, P., "A Multidimensional Approach to Frailty in Older People", *Ageing Res Rev*, 2020, 60.

［27］ Sena, A., et al., "Nursing Care Related to Fall Prevention among Hospitalized Elderly People: An Integrative Review", *Revista Brasileira de Enfermagem*, 2021, 74（2）

［28］ Gao, S. S., et al., "Oral Health and Care for Elderly People with Alzheimer's Disease", *International Journal of Environmental Research and Public Health*, 2020, 17（16）.

［29］ 郭晓蓓、蒋紫葳:《影响老年人行为的生理及心理因素研究》,《长春教育学院学报》2015年第18期。

［30］ 柯力、胡荣:《对影响老年人学习效果的因素分析——基于老年社会活动理论视角》,《福建行政学院学报》2009年第2期。

［31］ 陈超仪:《老年人学习需求特征及其影响因素分析——以广州市老年大学为例》,暨南大学硕士学位论文,2017。

［32］ 肖伦旺:《口腔健康宣教对社区老年居民口腔健康的影响》,《中国医药科学》2016年第14期。

［33］ 李艺芳、陈琼、兰海松:《口腔卫生宣教和指导对老年人牙周治疗的作用》,《国际护理学杂志》2011年第1期。

［34］ 张菊红、张锋、蒋颂瑶等:《不同方式的老年人口腔健康教育效果分析》,《中国乡村医药》2012年第9期。

［35］ 张雪玲、曾令婵、严娟等:《老年人口腔健康教育研究进展》,《护理实践与研究》2009年第21期。

附　　录
Appendix

B.16
老年人日常口腔护理产品使用指导与说明

一　牙膏

龋病、牙龈炎、牙结石、口腔溃疡、牙本质敏感和口干症是困扰老年人

---

*　专家组成员如下：廖蓉，重庆医科大学附属第一医院第一分院心内科，副主任医师、副教
授、全科医师，主要研究方向为心血管内科、老年多病共存危急重症的救治和健康管理，负
责第一部分内容的撰写；董海德，重庆登康口腔护理用品股份有限公司技术研发中心，高级
工程师，主要从事口腔护理用品的研究和开发，负责第一部分内容的撰写；张旻，博士，重
庆登康口腔护理用品股份有限公司技术研发中心，正高级工程师，主要从事口腔护理用品的
研究和开发，负责第二、五、七、八部分内容的撰写；宫敬禹，重庆登康口腔护理用品股份
有限公司技术研发中心，高级工程师，主要从事口腔护理用品的研究和开发，负责第二、
七、八部分内容的撰写；汪林，博士，中国人民解放军总医院第一医学中心口腔科，副主任
医师、副教授、硕士研究生导师，主要研究方向为全身系统疾病下的老年人口腔保健、糖尿
病患者的牙种植体骨整合、数字化及人工智能在牙体保存中的应用，负责第三部分内容的撰
写；张正，博士，天津市口腔医院/南开大学口腔医院副主任医师，主要研究方向为牙周病
的防病机制与防治，负责第四部分内容的撰写；李华华，博士，重庆登康口腔护理用品股份
有限公司技术研发中心，主要从事口腔护理用品的研究和开发，负责第五部分内容的撰写；
刘莉，重庆登康口腔护理用品股份有限公司技术研发中心，高级工程师，主要从事口腔护理
用品的研究和开发，负责第六部分内容的撰写；张红，重庆登康口腔护理用品股份有限公司技
术研发中心，高级工程师，主要从事口腔护理用品的研究和开发，负责第六部分内容的撰写。

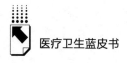

群的主要口腔问题。本报告将以上述问题为指引，对老年人群如何选择和使用牙膏进行指导和说明。

（一）防龋牙膏

防龋牙膏[1~2]是通过抑制致龋菌、增强牙齿的耐酸性来预防老年人龋病尤其是根面龋的发生。氟化物作为活性成分在防龋牙膏中的应用非常广泛，如氟化钠、单氟磷酸钠、氟化亚锡等。牙膏中的部分氟会与钙盐等发生反应生成结合氟，总氟包括了结合氟和游离氟。国家标准 GB/T 8372—2017《牙膏》中规定，成人牙膏总氟量指标范围为 500~1500ppm。在此范围内，游离氟/可溶氟在牙膏中的含量越高，防龋的效果越好。老年龋病患者在选择牙膏时，建议选择含氟功效成分且氟化物含量超过 1100ppm 的牙膏。

（二）抗敏感牙膏

抗敏感牙膏主要是抗牙本质敏感牙膏。现阶段，市场中流通的抗牙本质敏感牙膏的主要成分是化学脱敏剂氯化锶、硝酸钾、生物活性玻璃（陶瓷）、氟化物的单一成分或它们的混合物。此外，精氨酸、丹皮酚、三角刺和葶苈子提取物、两面针提取物、五倍子提取物等可释放凝固蛋白、止痛、收敛等药理效能，可使牙本质小管获得有效封闭，牙髓神经获得有效镇静，实现对牙本质敏感的有效抵抗[3]。

如果老年人出现早期牙本质敏感问题，建议使用抗敏感牙膏。在刷牙时，用少量水刷牙，以防刷完牙之后稀释脱敏剂，造成疗效减弱。如患者使用脱敏牙膏2~4周后，发现牙本质敏感症状未能得到缓解，那么就必须让口腔医生进行专业抗敏感治疗。

（三）护龈牙膏

护龈牙膏是具备预防、辅助减轻牙龈问题功能的牙膏，其原料中含有活性功效成分，通常具有抑菌作用。常见的成分包括双缩脲类抗菌剂（如氯己定）、季铵类抗菌剂（如西吡氯铵）、酚类抗菌剂（如丁香酚、麝香草酚、丹皮酚）、植物提取物（如叶绿素铜钠盐、冰片）、氟化物等。

患有牙龈炎症的老年群体，首先应做好日常口腔清洁，清除导致牙龈炎的牙菌斑、牙结石等因素，使用具有护龈功效的牙膏，并结合柔软的牙刷、漱口水、牙间隙刷等做好系统的口腔护理。

（四）抑制牙结石牙膏

牙结石也称为牙垢，是由附着于牙面上的牙菌斑等有机物遇到唾液中的钙沉积而形成的，其主要成分是 $Ca_3(PO_4)_2 \cdot 2H_2O$。抑制牙结石形成的化学剂包括焦磷酸盐、各类螯合剂（如聚乙烯吡咯烷酮、植酸钠）、柠檬酸锌、氨甲环酸（TXA），在牙膏中添加上述成分可在一定程度上减少牙结石的形成。

牙结石形成的初期，可以通过使用含有高摩擦性摩擦剂的牙膏和抑制牙结石牙膏来抑制牙结石的形成或软化去除牙结石，牙膏中常用的高摩擦性的摩擦剂有碳酸钙、高摩擦性二氧化硅等。牙结石一旦钙化成型，很难通过日常刷牙去除，需要用洗牙和刮治等方法去除。

（五）黏膜修复牙膏

口腔黏膜修复牙膏以辅助减轻牙龈问题、促进口腔黏膜修复等方式，能够一定程度缩短平均溃疡期、降低疼痛指数。牙膏中常用作缓解口腔溃疡的功效成分有：修护成分，刺激肉芽和上皮组织形成，如美洲大蠊提取物、愈创木薁磺酸钠、尿囊素等；抑菌成分以及一些降火的中药成分，如柠檬酸锌、甘草酸二钾、黄连提取物、茯苓提取物、金银花提取物等。

患口腔溃疡的老年人群，可以采用口感温和的牙膏，避免刷牙时刺激导致疼痛加剧，或者选用具有口腔黏膜修复功效的牙膏，可以一定程度减轻溃疡带来的不适。但牙膏不是药物，不能起到治疗口腔溃疡的作用。

（六）缓解口干牙膏

在牙膏中融入部分透明质酸等保湿成分，利用刺激唾液分泌来实现防口

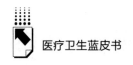

干的目的。有口干症状的老年人在使用缓解口干牙膏的过程中，除了能够达到洁净牙齿的作用之外，还能够促进口腔唾液分泌，发挥清热、消炎、除异味、抗口干的作用。

二 牙刷

采用正确的刷牙方法刷牙是机械去除牙菌斑最简单、最有效的方式[4]，而牙刷种类繁多，不同设计的牙刷对刷牙效果影响较大[5]。

（一）牙刷的选择

《中国居民口腔健康指南》提倡使用具有软毛结构的牙刷，刷头尺寸不宜过大，太大不灵活；刷柄要好握持，容易掌控。磨尖丝牙刷可以更好地清洁齿缝，抗菌牙刷也可以更好地抑制细菌在刷毛、刷头上的滋生。同时，随着牙刷的持续使用，部分刷丝会出现永久的弯曲变形，通常建议 2~3 个月更换一次牙刷。

对于刷头结构，需重点关注刷头尺寸、毛束强度以及刷丝结构设计等因素。在尺寸方面，小刷头的结构设计更加灵活适用，更有利于深度清洁。在毛束强度方面，我国市售的多数牙刷产品为软毛，近年来，也出现了尖端0.01mm 丝径的超细毛产品，随着毛束强度的降低，能够降低对牙龈的刺激，深入齿缝，尤其适合易出现牙龈出血等问题的老年人，但丝径过低也会导致清洁效果的下降。因此，应结合自身需要选择适宜的牙刷产品[6~7]。

挑选电动牙刷首先要考虑的是电动牙刷使用的技术原理，声波振动和旋转振动是电动牙刷两种常见的工作形式，声波振动式电动牙刷的核心技术是利用高频脉冲声波为动力，驱动牙刷刷头产生运动。旋转振动式电动牙刷的工作原理是刷头部分为独立体，通过旋转轴将刷头进行上下交叉小角度旋转，从而达到牙齿的清洁效果。目前市场上主要以声波电动牙刷为主。在电机的作用下，电动牙刷能够实现每分钟数千甚至数万次振动，配合牙膏的使用，令泡沫更加细腻、均匀，更加深入齿缝，有利于口腔清洁护理。同时，在高频机械力的作用下，电动牙刷的清洁效率更高，能够更有效去除牙菌斑，实现手动牙刷无法替代的效果[8-11]。

（二）牙刷的使用指南

中华口腔医学会建议采用水平颤动拂刷法进行口腔清洁。手动牙刷的主要步骤如下。

（1）牙齿外表面。对于下牙外侧，将刷毛的顶端置于牙齿根部，刷毛与齿面呈45°。轻柔刷牙，使部分刷毛进入龈沟，水平短距离轻轻颤动牙刷，重复5次左右。向上拂刷，从里面倒数第一颗大牙开始直至另一侧倒数第一颗大牙，向外刷牙。上牙外侧的刷牙方法基本相同，垂直方向相反。

（2）牙齿内侧。下牙内侧同样采用水平颤动拂刷法，水平短距离轻轻颤动牙刷，持续5次，向上拂刷。对于前牙，应将牙刷保持垂直状态，充分利用刷头端部刷丝，使其接触牙齿，通过自下而上的方式进行拂刷。对于上牙而言，与下牙内侧基本相同，可以利用全部刷丝进行刷牙。

（3）咬合面。令刷毛接触咬合面，短距离往复刷牙。

（4）最后一颗牙的远端牙面是最难刷到的部位，要花更多的时间来刷。刷牙顺序应自大牙内侧逐渐转至大牙外侧，重复约5次。

电动牙刷的使用应注意阅读产品说明书或在牙医的指导下使用，首次使用电动牙刷时，可能导致牙龈轻微出血、牙齿酥麻或震动等问题，此类问题通常会随着使用习惯的养成，在1~2周内停止。如果出血现象超过两周未见明显改善，应停止使用并及时咨询牙医。特别注意的是，对于有烤瓷牙或全瓷牙的消费者，应在牙冠黏结后24~48小时使用。对于多数电动牙刷而言，程序中一般都设有分区提醒，通常约30秒提示更换刷牙区域，约2分钟结束刷牙。刷牙前，可将牙齿分为上牙外侧、上牙内侧、下牙外侧、下牙内侧四个区域，可参照的具体刷牙方法：刷牙时，刷毛置于牙根处，刷毛与齿面呈45°；刷头在齿间连续、缓慢移动，每颗牙齿停留约3秒，每个区域持续约30秒；要注意咬合面、牙齿缝隙以及舌苔的清洁，控制刷头使其充分接触。

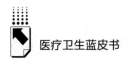

使用过程中应注意保持电动牙刷的清洁卫生。刷牙完成后，可将刷头置于清水中，打开电动开关，持续数秒以去除刷毛上的异物残留，并将电动牙刷竖置于干燥通风管处，以防止细菌滋生。

三　牙线

牙齿缝隙间的牙菌斑堆积，会导致龋病和牙周疾病。使用牙线和其他牙间隙刷有助于清洁牙齿间隐蔽和难以触及的部位，改善口腔健康[12]。

（一）牙线的选择

含蜡的、不含蜡的、有香味的或普通的牙线，都同样有清洁牙齿的作用。单丝和复丝是传统牙线的不同类型。单丝通常比复丝更平滑，更容易在牙齿之间滑动，但它也更容易卡住。牙线棒对于那些在正确使用牙线所需的灵巧性方面有困难的人来说是非常有帮助的[13]。缺点是由于牙线长度较短，从口腔一个部位移除的菌斑会重新进入下一个部位，而使用手持的牙线，因牙线较长，可以使用牙线的干净部分。因为在最终的清洁效果上，使用不同的牙线并未见到明显差异，因此建议老年人按照个人喜好或最能接受的牙线种类进行牙齿的清洁，也就是说，最重要的是建立使用牙线进行口腔清洁的习惯，并非牙线的种类和样式。

（二）牙线的使用指导

用一根大约60厘米长的牙线，把两端包在两只手的中指上；用每只手的拇指和食指捏住牙线轻轻地将牙线放在牙齿之间，直到它到达牙龈线；将牙线绕成字母"C"的弧形环绕每颗牙齿，与牙齿的侧面保持接触。牙线在牙龈上方上下刮动3~5次。

每颗牙齿的两个邻面都需要清洁，从一颗牙齿移动到另一颗牙齿时，可稍微调整一下牙线以保证牙线对于每一颗牙齿来说都是干净的。所有的牙齿，包括两边最后一颗牙齿的后部都需要使用牙线进行清洁。

其他牙间隙清洁工具和辅助工具包括牙线棒（可将牙线牢牢地固定在适当的位置）、牙线引线器（可帮助牙线在狭小的空间中使用，例如固定桥的桥体下方）等，老年人可根据自身牙齿情况具体选择[14]。

（三）使用牙线时的注意事项

避免过大向下压的力量造成牙龈的损伤。使用牙线引线器时避免引线器穿过牙龈而不是牙龈和牙齿之间，否则会损害牙龈，导致牙龈炎症或肿胀。

建议每天至少使用一次牙线。如果条件允许，建议每日三餐后均使用[15]。

对于不能独立使用牙线的老年人，护理者需帮助他们使用牙线来清洁牙齿。

四　牙间隙刷

牙间隙刷，又名牙缝刷，为清洁牙齿邻间隙而专门设计的小型牙刷，普通牙刷很难实现这些邻间隙菌斑的有效清除。牙间隙刷适用于老年人群，特别是牙龈萎缩造成的牙齿邻间隙增大者。

牙间隙刷可以有效清除牙齿邻间隙嵌塞的食物残渣，基本不会损伤邻面牙龈组织。针对不同牙位和不同大小的牙齿邻间隙，牙间隙刷存在不同的设计，并且刷头的轴心材料为金属丝，可以根据需要弯成不同的角度，使牙间隙的使用更加方便、高效。牙间隙刷对于存在较大间隙牙齿邻面的牙菌斑清除效果优于牙线和牙签。

（一）牙间隙刷的选择

正常情况下，牙齿排列紧密，牙间隙内充满牙龈乳头，不需要使用牙间隙刷，用牙线清洁邻面即可。当出现较大的牙间隙，发生食物嵌塞和邻面牙菌斑堆积时，则需要选用大小合适的牙间隙刷，进行牙齿邻间隙的清洁。目前，市售的牙间隙刷厂家和品牌琳琅满目，形态和尺寸各不相同，而选择牙

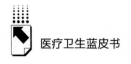

间隙刷的关键在于刷头的规格，即通过孔径。一般来说，两颗牙齿之间的间隙大小决定了牙间隙刷的刷头规格。一个人口腔内不同部位的牙间隙大小不同，想要达到整个口腔牙齿邻面清洁的理想状态，必须配合使用不同规格和款式的牙间隙刷。为了确保有效清除牙菌斑，应选择合适规格及合适形状的牙间隙刷，前牙可使用 I 字形牙间隙刷，而后牙可使用 L 字形牙间隙刷。

（二）牙间隙刷的操作要点

一般情况下，刷头应尽可能贴近牙齿靠近牙龈边缘的部位，慢慢地斜向嵌入牙间隙。通过牙间隙刷的内外来回运动，达到邻面清洁的目的。具体步骤如下。

在清洁上前牙区的牙间隙时，将牙间隙刷放置于牙齿根部与牙龈交界处，刷头微微倾斜向下，慢慢将刷毛插入牙间隙，以免损伤牙龈。注意只插入有刷毛的部分，像拉锯一样紧贴牙齿邻面前后移动牙间隙刷 3~4 次即可。同时，避免牙间隙刷的手柄或塑料部分碰到牙齿。

在清洁下前牙区的牙间隙时，将牙间隙刷同样放置于牙齿靠近牙龈边缘的部位，但刷头要微微倾斜向上，慢慢将刷毛插入牙间隙，拉锯运动同样要紧贴牙齿邻面前后移动牙间隙刷 3~4 次清洁邻面。

在清洁上后牙区的牙间隙时，嘴巴可以微微地闭合一些，有利于牙间隙刷进入后牙邻面，牙间隙刷的刷头要微微向下，慢慢插入牙间隙。然后沿着两颗牙齿侧面的弧线左右拉锯式移动 3~4 次。

在清洁下后牙区的牙间隙时，牙间隙刷的刷头要微微向上，慢慢插入牙间隙。然后沿着两颗牙齿侧面的弧线左右拉锯式移动 3~4 次，然后轻轻推出牙间隙。

一般牙齿外侧和内侧均需清理，先清理牙齿外侧，再清理牙齿内侧，内外步骤相似。

（三）使用牙间隙刷的注意事项

对于牙齿邻间隙未见明显增大的人群，插入牙间隙刷时可能存在一定困难，这时不应勉强插入牙间隙刷，以免损伤牙龈组织。当使用某规格的牙间隙刷进入牙间隙困难时，不要勉强插入，应更换更小一号的牙间隙刷，以防损伤牙龈。

使用牙间隙刷时，可不使用牙膏，使用后需用水清洗刷头，并放置在通风处干燥，戴上刷毛保护帽。建议 2~3 周更换一次。

当刷毛插入牙间隙后，不要旋转刷头，以防刷毛脱落。当刷毛出现分叉、松弛或金属丝弯曲较大时，应尽早更换。

使用时，如果发现牙龈疼痛或出血不止，应当及时就诊。

五　义齿清洁剂

活动义齿具有佩戴方便、操作灵活的优点，但由于义齿材料的多孔性与吸水性，容易引起细菌在其表面黏附增殖[16]，进而引发多种口腔问题，如义齿性口炎、牙周病、口腔溃疡、口臭、龋病等，故活动义齿的清洁问题更需引起医生和患者的重视[17]。因此，运用正确的方法定期清洁义齿对维护老年人口腔健康具有非常重要的作用[18~19]。然而使用牙膏、牙刷清洁义齿，容易对义齿材料表面粗糙度产生一定的影响，义齿专用清洁剂不仅能够有效清洁义齿，还可减少对其的损伤[20~23]。

活动义齿（假牙）清洁剂，是专门用来对活动义齿进行口腔外清洁，帮助去除牙渍、牙石、牙菌斑、异味的产品。按剂型可分为泡腾片型、溶液型、粉剂型[24]。目前市售的假牙清洁剂以泡腾型清洁片为主，以下进行简单介绍。

（一）假牙清洁片的使用方法

将假牙清洁片放入护理盒或水杯中，加入一定量的 40℃ 左右的温水，保证假牙表面能被温水全部覆盖即可；在清洁片起泡时将假牙放入，浸泡 5 分钟以上或直接浸泡过夜；将浸泡后的假牙取出，用软毛牙刷刷洗假牙表面污渍，再用清水彻底清洁后即可进行佩戴。

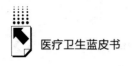

（二）使用假牙清洁片的注意事项

建议仔细阅读产品使用说明或在牙医指导下使用；切勿将清洁片直接放入口中或当漱口水使用；使用过的清洁液请勿重复使用。

六　漱口水

针对老年人不同的口腔健康需求，市面上的口腔护理产品种类繁多，令人眼花缭乱，漱口水能有效抑制和减少口腔内多种致病菌的生长，具有较好去除口腔异味、减少口腔细菌、防止龋齿、口腔溃疡、消炎镇痛等作用，是对机械性口腔护理方式的有效补充，也是口腔疾病的辅助治疗药品[25~27]。同时，随着社交需求的增加，漱口水使用方式简单方便，能够满足老年人在不同场合下的需求，使口腔保持清洁，可作为刷牙之外的口腔清洁护理的补充，更好地为老年人提供服务，因此漱口水越来越受到老年消费者的喜爱。

（一）漱口水的选择

根据老年人口腔健康的需要，漱口水会加入不同的活性成分，以解决的不同口腔问题，老年人应根据个人口腔健康状况，选择合适自己的漱口水。如患有口腔炎症的老年人，可以选择具有抗菌消炎作用的漱口水；如患有龋病的老年人，可以选择含氟的漱口水；如患有牙周病的老年人，可以选择具有抑制牙周致病菌作用的漱口水[28~29]。

（二）漱口水的使用时间

老年人可根据个人的饮食习惯和生活作息选择合理的时间点进行漱口，如进食刺激性食物后漱口、口腔有异味时漱口、口腔问题导致不适时漱口等，根据使用需求选择不同类型的漱口水。以进食后立即漱口为最佳，此时食物残渣还未经过细菌分解发酵，跟牙面之间的黏附性也还不坚固，这时漱口更容易把口腔里的细菌和异物清洁干净。

（三）漱口水的使用方法

先将一定量的漱口水含在口中，然后通过两腮和唇部的鼓动，使漱口水在口腔内循环流动，起到反复冲洗牙齿窝沟、牙缝、牙龈、舌下和舌唇沟等部位，清除掉食物残渣和软垢后吐出。漱口水的使用时间和使用容量根据产品标识而定，一般每次取 10 ~ 15ml 的漱口水，漱口时间控制在 20 ~ 30s 即可。

（四）使用漱口水的注意事项

由于具有良好的流动性和灵活的操作，漱口水能够深入到口腔中的各个部分，可以有效减少牙缝间的细菌，减少牙齿上的菌斑，从而保持口腔清洁、改善牙龈健康情况，所以漱口水是刷牙和使用牙线等常规口腔护理方式的有效补充[30]。但是有一点要明确，漱口水只能起辅助作用，无法代替牙刷，每天应该坚持刷牙，如果出现比较严重的口腔健康问题，不能光靠药物牙膏和漱口水，还要及时到医院找口腔科医生诊治。另外，治疗性漱口水可以预防口腔疾病和控制疾病的发展，但应该寻求专业人员的指导，不能盲目使用[31]。

七　冲牙器

冲牙器，也叫水牙线，能够喷射出脉冲水柱，有效清洁牙缝残留的食物残渣和软垢，同时清洁牙齿邻面和牙龈，清除并预防牙菌斑的形成。因此，冲牙器作为口腔清洁器具在维护口腔健康方面具有重要的潜在应用价值[32~34]。

（一）冲牙器的选择

目前，冲牙器主要采用脉冲式、超声波式、喷气式、活氧式四种主要技术。脉冲式冲牙器清洁效果较好，技术也较为成熟。而喷气式冲牙器的清洁

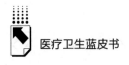

力度较小，更适用于牙间隙较大及牙齿敏感人群。

建议老年人选择多清洁模式、有较多水压挡位调节的冲牙器，方便根据牙齿和牙龈承受水压力度情况进行灵活调节。同时在喷头的选择上建议选择带舒适型喷头嘴，可起到保护牙龈的目的。冲牙器并不能代替刷牙，特别是老年人在使用冲牙器的过程中，应避免长时间对牙龈的直接冲击，注意保护牙龈和口腔黏膜。

手持式冲牙器又称便携式冲牙器，在使用的过程中可能因为水箱较小需要二次加水。但手持式更易携带、方便出行。台式冲牙器的水箱较大、水量充足，水箱清洗也更方便。

（二）冲牙器的使用指导

1. 使用时间

建议餐后使用冲牙器，可有效及时地清除食物残渣与软垢等异物。

2. 使用频率

建议每天使用2~3次，最好餐后使用。

3. 使用方法

首先根据水箱容量将清水注入水箱中，将水箱固定于机身上；选择适合的喷头插入手柄上固定好；连接好插头，打开主机电源开关，根据个人偏好选择合适的清洁模式；将喷头放入口腔中，对准需要清洁的部位，然后控制手柄开关以进行冲洗；冲洗完成后关闭所有开关及电源，倒掉水箱中剩余的水；擦干冲牙器并放置于常温干燥处[35]。

4. 日常养护

建议每6个月更换一次喷头。机身可用质地柔软的布擦拭。导流部件用水清洗后用柔软的布擦拭晾干，请勿弯折。水箱建议每周清洗一次。

请仔细阅读产品说明书或在牙医指导下使用。首次使用冲牙器如出现口腔不适或者轻微出血的情况，建议先选用轻柔模式，不适状况一般会在1~2周内消失。如果上述不适超过两周仍未见明显好转，应停止使用并及时咨询牙医。

八 其他

口臭问题严重影响老年人的社会交往和心理健康。多数情况下，口臭是由于口腔中尤其是舌背上的微生物厌氧发酵所产生的一些挥发性气体导致，例如常见的挥发性硫化物[36]。目前而言，改善口腔卫生状况，有效减少口腔中附着的微生物数量，是治疗口臭的基本原则[37]。通过使用刮舌器与牙刷等工具，机械清除舌背位置上的微生物，是有效缓解口臭的方法。舌刮器的使用既不会伤害舌头上的味蕾，也能够清除舌苔、清新口气、保持口腔健康。舌刮器主要由刮舌片、支撑环及手持柄三部分组成，可以有效清洁舌头表面附着的微生物及异物。刷牙或漱口前将舌头伸出，轻轻地清洁舌苔3~5下即可[38]。

全口义齿修复是老年人牙列缺失的治疗方式之一，可以维持咀嚼、语言功能及面部美观[39]。由于拔牙后会导致牙槽骨快速吸收，所以义齿佩戴一段时间之后，患者会出现义齿松动、压痛等一系列症状，这是由义齿基托与黏膜支持组织之间产生缝隙的原因所导致。义齿稳固剂是由黏结材料所制成的一种主要用于全口义齿的牙科制剂，将该制剂涂抹在义齿基托的组织面，可以使义齿基托与黏膜之间产生一定的黏附力，在一定时间内提高义齿的稳定性，增加老年患者咬合力，进一步加强咀嚼功能[40~41]。通过对比发现，相对于种植式全口义齿，涂抹义齿稳固剂的全口义齿更加实用便利、舒适无痛感、容易被患者所接受[42]。

义齿稳固剂的一般使用方法如下：先将义齿清洗干净，等其晾干或用纸巾擦干；在义齿上挤出适量的稳固剂，每点如绿豆大小，第一次使用时可少量取用；用清水漱口后，再将义齿佩戴回于口腔中；咬合数分钟，待其稳固后，即可正常饮水、进食。

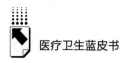
参考文献

［1］ Tan, H. P. , Lo, E. C. , "Risk Indicators for Root Caries in Institutionalized Elders", *Community Dent Oral Epidemiol*, 2014, 42 (5).

［2］ MLR, S. , "Comparing the Efficacy of a Dentifrice Containing 1. 5% Arginine and 1450 ppm Fluoride to a Dentifrice Containing 1450 ppm Fluoride Alone in the Management of Primary Root Caries", *Ellwood Journal of Dentisty*, 2013, 41.

［3］ 蒋玮：《抗过敏牙膏的抗过敏机理与牙本质过敏症治疗机理的对比探讨》，《牙膏工业》2006 年第 1 期。

［4］ Otsuka, R. , Nomura, Y. , Okada, A. , et al. , "Properties of Manual Toothbrush that Influence on Plaque Removal of Interproximal Surface in Vitro", *Journal of Dental Sciences*, 2020, 15 (1).

［5］ 宫敬禹：《我国牙刷产品的研究进展》，《口腔护理用品工业》2011 年第 6 期。

［6］ 国家市场监督管理总局、国家标准化管理委员会：《牙刷及口腔器具安全通用技术要求：GB 39669—2020》，2020。

［7］ 徐顺兰：《牙刷行业现状及发展趋势》，《口腔护理用品工业》2018 年第 2 期。

［8］ 中国家用电器协会：《电动牙刷：T/CHEAA 0009—2019》，2019。

［9］ 国家市场监督管理总局、国家标准化管理委员会：《电动牙刷：GB/T 40362—2021》，2021。

［10］ El-Chami, H. , Younis, A. , Brignardello-Petersen, R. , "Efficacy of Oscillating Rotating Versus Side-to-side Powered Toothbrushes on Plaque and Gingival Index Reduction: A Systematic Review", *The Journal of the American Dental Association*, 2021, 152 (2).

［11］ Hussain, Z. , Waterworth, D. , Mahmood, A. , Sheng, Q. Z. , Zhang, W. E. , "Dataset for Toothbrushing Activity Using Brush-Attached and Wearable Sensors", *Data in Brief*, 2021, 37.

［12］ Anonymous, "Cochrane Review Reveals Benefits of Flossing for Reducing Gingivitis", *J Can Dent Assoc*, 2012, 78 (1).

［13］ Richards D, "The Effectiveness of Interproximal Oral Hygiene Aids", *Evid Based Dent*, 2018, 19 (4).

［14］ Worthington, H. V. , MacDonald. L. , Poklepovic, P. T. , Sambunjak, D. , Johnson, T. M. , Imai, P. , Clarkson, J. E. , "Home Use of Interdental Cleaning Devices, in Addition to Toothbrushing, for Preventing and Controlling Periodontal Diseases and Dental Caries", *Cochrane Database Syst Rev*, 2019, 10 (4).

［15］ Sambunjak, D., Nickerson, J. W., Poklepovic, T., Johnson, T. M., Imai, P., Tugwell, P., Worthington, H. V., "Flossing for the Management of Periodontal Diseases and Dental Caries in Adults.", *Cochrane Database Syst Rev*, 2011, 7 (12).

［16］ Mukai, Y., Torii, M., Urushibara, Y., et al., "Analysis of Plaque Microbiota and Salivary Proteins Adhering to Dental Materials", *Journal of Oral Biosciences*, 2020, 62 (2).

［17］ Gendreau, L., Loewy, Z. G., "Epidemiology and Etiology of Denture Stomatitis", *Journal of Prosthodontics*: *Implant, Esthetic and Reconstructive Dentistry*, 2011, 20 (4).

［18］ 毕瑞野、樊怡、宋东哲等：《活动义齿的清洁方法》，《国际口腔医学杂志》2013 年第 1 期。

［19］ Baba, Y., Sato, Y., Owada, G., Minakuchi, S., "Effectiveness of a Combination Denture-Cleaning Method Versus a Mechanical Method: Comparison of Denture Cleanliness, Patient Satisfaction, and Oral Health-Related Quality of Life", *Journal of Prosthodontic Research*, 2018, 62 (3).

［20］ 覃小凤、王磊、周丽琰等：《不同清洁方法对义齿基托树脂性能影响的比较》，《中华老年口腔医学杂志》2016 年第 5 期。

［21］ 毛然然、邱丽芳：《活动义齿不同清洁方式对钴铬合金义齿支架表面形貌的影响》，《全科口腔医学电子杂志》2019 年第 32 期。

［22］ Ozyilmaz, O. Y., Kara, O., Akin, C., "Evaluation of Various Denture Cleansers on Color Stability and Surface Topography of Polyetherketoneketone, Polyamide, and Polymethylmethacrylate", *Microscopy Research and Technique*, 2021, 84 (1).

［23］ 齐鹏鹏、吴梓齐、王景云：《全口义齿清洁与维护研究进展》，《中华老年口腔医学杂志》2015 年第 3 期。

［24］ 中华人民共和国工业和信息化部：《活动义齿（假牙）清洁剂：QB/T 4750—2014》，2014。

［25］ 卢勇涛：《复方硼酸含漱液的药理毒理学研究》，南方医科大学博士学位论文，2010。

［26］ Van Nieuwenhoven, C. A., et al. "Oral Decontamination is Cost-saving in the Prevention of Ventilator Associated Pneumonia in Intensive Care Units", *Crit Care Med*, 2004, 32 (1).

［27］ 孟焕新：《牙周病学》，人民卫生出版社，2008。

［28］ Wang, Y., et al., "Effect of a New Mouthwash Based on Tea Polyphenols and Chlorogenic Acid on Dental Caries and Gingivitis", *Pharmacological Research-Modern Chinese Medicine*, 2022, 3.

［29］ Geneviève, L. B., et al., "Antimicrobial Activity, Biocompatibility and Anti-

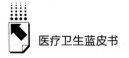
inflammatory Properties of Cetylpyridinium Chloride-based Mouthwash Containing Sodium Fluoride and Xylitol: An in Vitro Study", *Oral Health & Preventive Dentistry*, 2020, 18 (1).

[30] 夏立平等:《口腔护理液选择与应用研究进展》,《中国医药科学》2017 年第 21 期。

[31] 牙齿保健图典课题组:《牙齿保健图典》,中国纺织出版社,2009。

[32] 辛秉昌、公文、李刚等:《脉冲式冲牙器的研究进展及应用》,《口腔医学》2018 年第 12 期。

[33] 中国家用电器协会:《电动冲牙器:T/CHEAA 0014—2020》,2020。

[34] 孙文韬、王依玮、钱洁蕾等:《便携式冲牙器对牙龈炎症患者口腔卫生维护效果的研究》,《上海交通大学学报(医学版)》2020 年第 11 期。

[35] 殷鑫、申玉芹:《选用冲牙器,应注意这些》,《家庭百事通》2021 年第 14 期。

[36] 庞红霞、戴海燕、陈向琼、刘祥:《半乳化和非乳化双相漱口水清除口臭效果的比较研究》,《海南医学院学报》2011 年第 5 期。

[37] 庞红霞、戴海燕、陈向琼、汪昌宁:《两种不同设计的刮舌器清除口臭效果的比较研究》,《口腔医学研究》2011 年第 8 期。

[38] 中华人民共和国工业和信息化部:《舌刮器:QB/T 4745—2014》,2014。

[39] 郑鹏、朱永平:《不同剂型义齿粘附剂的临床观察》,《口腔护理用品工业》2012 年第 4 期。

[40] Coates, A. J., "Usage of Denture Adhesives", *Journal of Dentistry*, 2000, 28 (2).

[41] Elabbasy, N., Ahn, T. J., Morton, P., Han, P. P., Enciso, R., & Mulligan, R., "Efficacy of Denture Adhesives in Complete Denture Wearers Compared to Denture Wearers not Using Denture Adhesives: A Systematic Review", *Special Care in Dentistry*, 2021, 41 (2).

[42] Hasegawa, S., Sekita, T., Hayakawa, I., "Effect of Denture Adhesiveon Stability of Complete Dentures and the Masticatory Function", *Journal of Medical and Dental Sciences*, 2003, 50 (4).

Abstract

Annual Report on Development of Chinese Oral Health (2022) is the first blue book of oral health of the elderly in China, which is under the guidance of gerontology and geriatrics society, organized and implemented by Chinese gerontology and geriatrics society oral health club, written by experts from well-known universities, research institutions, famous medical institutions, and finally published by Social Sciences Academic Press with the support from Dencare (Chongqing) Oral Care Co., Ltd. This blue book consists of 6 chapters including general report, regional epidemiology report, oral disease prevention and treatment, oral health education, oral health care and the appendix.

Centering on the theme of oral health of the elderly, the report analyzed and summarized the oral health status of the elderly across China and in some regions (e. g. North China, East China and Southwest China) and finally formed the oral health report of the elderly in China. According to the report, the prevalence of oral diseases such as caries, periodontal diseases, dental defects and loss was high in the elderly, and the incidence of oral and maxillofacial malignancies was on the rise.

This report focused on the prevention and treatment of common oral diseases and frequently-occurring oral diseases in the elderly. Based on the latest research progress, this report summarized and analyzed the characteristics and principles of prevention and treatment of oral diseases, such as caries, periodontal disease, dentition defect and loss, precancerous lesions and malignant tumors. Suggestions for improving the oral health care of the elderly were also made in the report.

The report pointed out that oral health problems of the elderly were more complex than the young. High prevalence of oral diseases and closer relationship

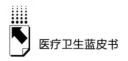

with systemic diseases made a greater impact on the overall health which was directly related to the quality of life and survival of the elderly. There were still many problems to be solved in the development of oral health care for the elderly in China. The whole society should take active actions, pay full attention to oral health for the elderly, and focus on the prevention and treatment of common oral diseases in the elderly to improve oral health of elderly people comprehensively.

The publication of this blue book not only provided comprehensive information on oral common diseases and frequently – occurring diseases of the elderly in China, but also helped to prevent, diagnose and treat oral common diseases and frequently–occurring oral diseases. More importantly, this blue book provided a comprehensive reference for the revision of policies and strategies for the prevention and treatment of elderly oral diseases, which will play a positive role in promoting the oral health of Chinese people and improving the quality of life.

Keywords: The Elderly; Oral Health; Oral Disease Prevention and Treatment; Oral Health Education; Oral Health Care

Contents

Ⅰ General Report

Abstract: China is now aging rapidly. With the wider spectrum of oral diseases in the elderly, the oral health problems are more complex and more closely related to the general health status. Therefore, the demand for oral health services in the elderly increases. Firstly, this report reviews oral health status of the elderly in China. The high prevalence of dental caries and periodontal diseases and relatively low treatment rate indicate the heavy burden of dental caries and periodontal diseases. The detection rate of abnormal oral mucosa was higher than that of other age groups. The rate of missing teeth slightly decreased compared to 10 years ago, while more than half of missing teeth were still not repaired. The prevalence of oral tumors was higher than that of other age groups, with benign tumors accounting for about 40. 0%. Secondly, this report points out the relatively low rate of dental visits and awareness of oral health knowledge, and that good oral health habits need to be developed among the elderly in China. Finally, this report predicts the oral health trend of the elderly in China.

Keywords: The Elderly; Oral Health; Epidemiological Investigation

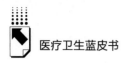
医疗卫生蓝皮书

II Regional Oral Health Epidemiology Reports

B.2 Epidemiology Report on Chinese Elderly Oral Health in
North China   / 040

Abstract: By comparing the literature on oral health status of the elderly in
North China in the past ten years, the common oral diseases, caries, periodontal
disease, tooth loss and denture estoration status of the elderly were summarized and
analyzed. The results show that the oral health status of the elderly in North China
is also different due to the vast geographical area and the large gap in economic
status. The oral health status of the elderly in the economically developed areas of
Beijing and Tianjin is generally good, while the oral health awareness of the elderly
in the economically poor areas of Hebei.

Keywords: North China; The Elderly; Oral Health

B.3 Epidemiology Report on Chinese Elderly Oral Health in
East China   / 045

Abstract: East China is one of the regions with the fastest economic
development in China, accounting for 30% of the total population of the country.
The proportion of the elderly population is higher than the national average, and
the population aging trend is obvious. The oral health of the elderly in this area is
poor, which not only affects the quality of life of the elderly, but also has a great
impact on the overall health of the elderly. The elderly have more serious caries,
periodontal disease and tooth loss than the young people, and they have higher
requirements for oral health care. Having good oral health care habits is an
important measure to prevent oral diseases.

Keywords: East China; The Elderly; Oral Health

Abstract: By consulting a large number of documents related to the oral health of the elderly in the southwest region, it is concluded that: (1) The caries situation of the elderly in the southwest region is not optimistic, with a high caries rate and a low filling rate; (2) It is worrying that the proportion of the elderly with early and late periodontitis is the highest, and the proportion of the elderly with complete periodontal health is extremely low. (3) The elderly in southwest China suffer from serious tooth loss, with the largest proportion of dentition loss and relatively few dentition loss. However, the repair rate does not match the defect and deletion rates. (4) The elderly in Southwest China have not yet formed good oral health behaviors and lack oral knowledge and awareness of oral health.

Keywords: Southwest China; The Elderly; Oral Health; Oral Hygiene Behavior

Ⅲ Oral Disease Prevention and Treatment Reports

Abstract: Dental caries is the most oral common disease, which runs through the whole life and is closely related to general health. The occurrence and progression of caries in the elderly have some characteristics due to the multiple systemic diseases and the aging changes of organs. Therefore, the preventive measures of caries for the elderly not only include the instruction of dietary habits and oral health habits, but also encourage them to pay more attention to oral health. Addition to following the basic principles of caries treatment, the general health and psychophysiological characteristics of the elderly should be taken into account. Selecting the appropriate treatment and materials according to the location

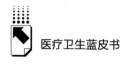
and severity of caries is recommended. Finally, developing a personalized treatment plan of prevention, control and repair.

Keywords: Caries; The Elderly; Root Caries

B.6 Characteristics and Principles of Prevention and Treatment of Non-carious Diseases in the Elderly / 070

Abstract: Non-carious dental hard tissue disease is a common and frequent oral disease in elderly patients, mainly including abrasion, wedge-shaped defects, dentine hypersensitivity, cracked tooth and dental trauma. There are many reasons, including the change of tooth aging, which can also be caused by eating habits, living habits and tooth development. Patients with this type of disease usually experience the primary manifestations of tooth sensitivity, discomfort with chewing food, or pain. In order to improve the quality of life of elderly patients, to retain the affected teeth as the goal, combined with the comprehensive analysis of the systemic situation of patients, the treatment measures are mostly to alleviate clinical symptoms, while strengthening the corresponding prevention and treatment planning and measures.

Keywords: The Elderly; Non-carious Diseases; Dental Hard Tissue; Aging Change

B.7 Characteristics and Principles of Prevention and Treatment of Periodontal Disease in the Elderly / 079

Abstract: With the accelerated development of population aging, the elderly are an important group in the whole society, and their overall health status is the focus of every family and even the whole society. In terms of the health problems of the elderly, in addition to systemic diseases, oral health has also received much attention, among which the problem of tooth loss caused by periodontal disease is particularly prominent. Periodontal disease, as a kind of disease that seriously affects human oral health, should receive the attention of the whole society for its disease characteristics and related problems such as prevention and treatment. This article will focus on the following two aspects, namely: the characteristics and treatment of periodontal disease in the elderly; the prevention of periodontal disease in the elderly; to describe the characteristics and prevention of periodontal disease in the elderly, in order to advocate the whole society to pay more attention to the oral health of the elderly.

Keywords: The Elderly; Oral Health; Periodontal Disease

B.8 Characteristics and Principles of Prevention and Treatment of Oral Mucosal Disease in the Elderly / 086

Abstract: Oral mucosal disease is one of the most common oral diseases in the elderly. These diseases are related to the aging changes of oral physiology and systemic diseases in the elderly. With the increase of age, the oral mucosa becomes increasingly weak, smooth, and dry, with loss of elasticity and stippling. Rust-like pigmentation and edema often appear in the oral mucosa, which is also more vulnerable to injury. Thus, the incidence of oral mucosal lesions, whether benign proliferative lesions, precancerous lesions or malignant lesions, is much higher in the elderly than in the young. Therefore, we should actively prevent common oral mucosal diseases in the elderly according to the causes, develop good oral health and living habits, and ensure the physical and mental health and quality of life of the elderly.

Keywords: The Elderly; Oral Mucosal Disease; Oral Hygiene

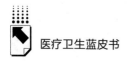

B.9　Characteristics and Principles of Prevention and
　　　　Treatment of Oral and Maxillofacial Tumors
　　　　in the Elderly　　　　　　　　　　　　　　　／094

Abstract：Oral cancer ranks sixth in the global cancer ranking and is an important factor affecting the life span and quality of life of the elderly. The incidence of oral malignant tumors in the elderly is high, and the treatment is difficult. Surgical resection is the main treatment, supplemented by comprehensive treatment of adjuvant radiotherapy, chemotherapy, targeted therapy, immunotherapy and traditional Chinese medicine.

Keywords：The Elderly; Oral; Maxillofacial; Cancers

B.10　Denture Restoration and Implantation in the Elderly　　／103

Abstract：Most patients who undergo missing teeth restoration are elderly patients. Along with the continuous development and progress of implantation technology, elderly patients have considered implantation as an important option. Due to elderly patients' physiological and psychological particularity, implantation among them has been much more difficult compared to healthy young adults. This paper focuses on the implantation's influencing factors, possible risks, postoperative complications and its countermeasures, to provide the most suited restoration plan for elderly patients.

Keywords：The Elderly; Tooth Loss; Denture Restoration; Implantation Restoration

Abstract: Oral cavity is a very important part of the whole body. Oral diseases are closely related to many common systemic diseases in the elderly, such as cardiovascular and cerebrovascular diseases, diabetes, respiratory diseases. The maintenance of oral health and the control and treatment of oral diseases in the elderly require cooperation between dentists and geriatric specialists to effectively promote the general health of the elderly, considering aesthetics and psychology and improving the quality of life.

Keywords: The Elderly; Systemic Diseases; Oral Diseases; Diagnosis and Treatment

Ⅳ Oral Health Care Reports

Abstract: The goal of oral health care for the elderly is to protect healthy oral tissues and healthy oral function. Oral care products for the elderly include toothpaste, toothbrush, dental floss, interdental brush, dental flusher, mouthwash and other oral cleaning products, such as denture cleaning effervescent tablets, denture cleaning brushes and disposable oral care products. This report focuses on the current situation and maintenance characteristics of oral hygiene in the elderly, and summarizes the oral care products for the elderly, and prospects the development characteristics and trends of product development technologies.

Keywords: The Elderly; Oral Health Care; Oral Care Products

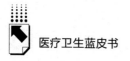

B.13 Usage Situation and Consumption Behavior of

Oral Care Products for the Elderly / 166

Abstract：At present, awareness of oral health care among older people in China is weak and the level of knowledge of oral care products is limited. Oral health is an important safeguard for the health of the whole body. It is important to raise the oral health literacy level of older people and help them develop the correct oral health behaviour. The correct use of oral care products such as toothbrushes, interdental brushes, fluoride toothpaste and denture cleaning products can effectively improve the oral health of the elderly and lay the foundation for a better quality of life.

Keywords：The Elderly；Oral Health；Oral Care Products

B.14 Development Status and Trend of Oral Care Products Market

for the Elderly / 173

Abstract：This paper summarized the general situation of the oral care products market in China in recent years by describing the product function segmentation, sales channel development, regional consumption and city-level development. And we found elderly oral care products market scale will have great development potential by taking elderly users as the center and developing accordingly products.

Keywords：The Elderly；Oral Care Products；Oral Health

V Oral Health Education Report

Abstract: Oral health education and promotion for the elderly is the main measure to improve the oral health and general health of the elderly. This report introduces the strategies, objectives, projects, evaluations and practices of oral health promotion for the elderly, as well as the methods, characteristics, skills and examples of oral health education for the elderly, and provides guidance.

Keywords: The Elderly; Oral Health Education; Oral Health Promote

VI Appendix

社会科学文献出版社

皮 书

智库成果出版与传播平台

❖ 皮书定义 ❖

皮书是对中国与世界发展状况和热点问题进行年度监测，以专业的角度、专家的视野和实证研究方法，针对某一领域或区域现状与发展态势展开分析和预测，具备前沿性、原创性、实证性、连续性、时效性等特点的公开出版物，由一系列权威研究报告组成。

❖ 皮书作者 ❖

皮书系列报告作者以国内外一流研究机构、知名高校等重点智库的研究人员为主，多为相关领域一流专家学者，他们的观点代表了当下学界对中国与世界的现实和未来最高水平的解读与分析。截至2022年底，皮书研创机构逾千家，报告作者累计超过10万人。

❖ 皮书荣誉 ❖

皮书作为中国社会科学院基础理论研究与应用对策研究融合发展的代表性成果，不仅是哲学社会科学工作者服务中国特色社会主义现代化建设的重要成果，更是助力中国特色新型智库建设、构建中国特色哲学社会科学"三大体系"的重要平台。皮书系列先后被列入"十二五""十三五""十四五"时期国家重点出版物出版专项规划项目；2013~2023年，重点皮书列入中国社会科学院国家哲学社会科学创新工程项目。

皮书网

（网址：www.pishu.cn）

发布皮书研创资讯，传播皮书精彩内容
引领皮书出版潮流，打造皮书服务平台

栏目设置

◆ **关于皮书**

何谓皮书、皮书分类、皮书大事记、
皮书荣誉、皮书出版第一人、皮书编辑部

◆ **最新资讯**

通知公告、新闻动态、媒体聚焦、
网站专题、视频直播、下载专区

◆ **皮书研创**

皮书规范、皮书选题、皮书出版、
皮书研究、研创团队

◆ **皮书评奖评价**

指标体系、皮书评价、皮书评奖

◆ **皮书研究院理事会**

理事会章程、理事单位、个人理事、高级
研究员、理事会秘书处、入会指南

所获荣誉

◆ 2008 年、2011 年、2014 年，皮书网均
在全国新闻出版业网站荣誉评选中获得
"最具商业价值网站"称号；

◆ 2012 年，获得"出版业网站百强"称号。

网库合一

2014年，皮书网与皮书数据库端口合
一，实现资源共享，搭建智库成果融合创
新平台。

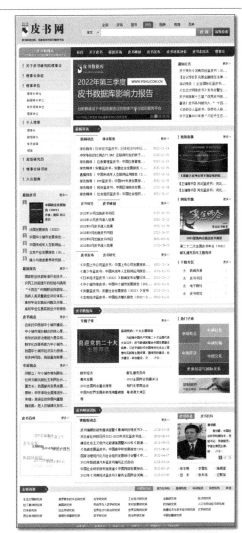

皮书网

"皮书说"
微信公众号

皮书微博

S 基本子库
SUB DATABASE

中国社会发展数据库（下设 12 个专题子库）

紧扣人口、政治、外交、法律、教育、医疗卫生、资源环境等 12 个社会发展领域的前沿和热点，全面整合专业著作、智库报告、学术资讯、调研数据等类型资源，帮助用户追踪中国社会发展动态、研究社会发展战略与政策、了解社会热点问题、分析社会发展趋势。

中国经济发展数据库（下设 12 专题子库）

内容涵盖宏观经济、产业经济、工业经济、农业经济、财政金融、房地产经济、城市经济、商业贸易等 12 个重点经济领域，为把握经济运行态势、洞察经济发展规律、研判经济发展趋势、进行经济调控决策提供参考和依据。

中国行业发展数据库（下设 17 个专题子库）

以中国国民经济行业分类为依据，覆盖金融业、旅游业、交通运输业、能源矿产业、制造业等 100 多个行业，跟踪分析国民经济相关行业市场运行状况和政策导向，汇集行业发展前沿资讯，为投资、从业及各种经济决策提供理论支撑和实践指导。

中国区域发展数据库（下设 4 个专题子库）

对中国特定区域内的经济、社会、文化等领域现状与发展情况进行深度分析和预测，涉及省级行政区、城市群、城市、农村等不同维度，研究层级至县及县以下行政区，为学者研究地方经济社会宏观态势、经验模式、发展案例提供支撑，为地方政府决策提供参考。

中国文化传媒数据库（下设 18 个专题子库）

内容覆盖文化产业、新闻传播、电影娱乐、文学艺术、群众文化、图书情报等 18 个重点研究领域，聚焦文化传媒领域发展前沿、热点话题、行业实践，服务用户的教学科研、文化投资、企业规划等需要。

世界经济与国际关系数据库（下设 6 个专题子库）

整合世界经济、国际政治、世界文化与科技、全球性问题、国际组织与国际法、区域研究 6 大领域研究成果，对世界经济形势、国际形势进行连续性深度分析，对年度热点问题进行专题解读，为研判全球发展趋势提供事实和数据支持。

法律声明

"皮书系列"（含蓝皮书、绿皮书、黄皮书）之品牌由社会科学文献出版社最早使用并持续至今，现已被中国图书行业所熟知。"皮书系列"的相关商标已在国家商标管理部门商标局注册，包括但不限于LOGO（▧）、皮书、Pishu、经济蓝皮书、社会蓝皮书等。"皮书系列"图书的注册商标专用权及封面设计、版式设计的著作权均为社会科学文献出版社所有。未经社会科学文献出版社书面授权许可，任何使用与"皮书系列"图书注册商标、封面设计、版式设计相同或者近似的文字、图形或其组合的行为均系侵权行为。

经作者授权，本书的专有出版权及信息网络传播权等为社会科学文献出版社享有。未经社会科学文献出版社书面授权许可，任何就本书内容的复制、发行或以数字形式进行网络传播的行为均系侵权行为。

社会科学文献出版社将通过法律途径追究上述侵权行为的法律责任，维护自身合法权益。

欢迎社会各界人士对侵犯社会科学文献出版社上述权利的侵权行为进行举报。电话：010-59367121，电子邮箱：fawubu@ssap.cn。

社会科学文献出版社